AF456075

DÉCADE CHIRURGICALE,

OU

OBSERVATIONS

DE CHIRURGIE PRATIQUE.

NANCY, IMPRIMERIE DE A. PAULLET,

PASSAGE DU CASINO

DÉCADE CHIRURGICALE,

OU

OBSERVATIONS

DE CHIRURGIE PRATIQUE;

Par Edmond Simonin,

DOCTEUR EN MÉDECINE DE LA FACULTÉ DE PARIS;

CHIRURGIEN ADJOINT DES HÔPITAUX CIVILS DE NANCY; PROFESSEUR ADJOINT CHARGÉ D'UN SEMESTRE DU COURS DE PATHOLOGIE CHIRURGICALE A L'ÉCOLE SECONDAIRE DE MÉDECINE DE LA MÊME VILLE.

Et ce que je crois bon je le fais.
Gratien ARNOUD, *Doctr. philos.*

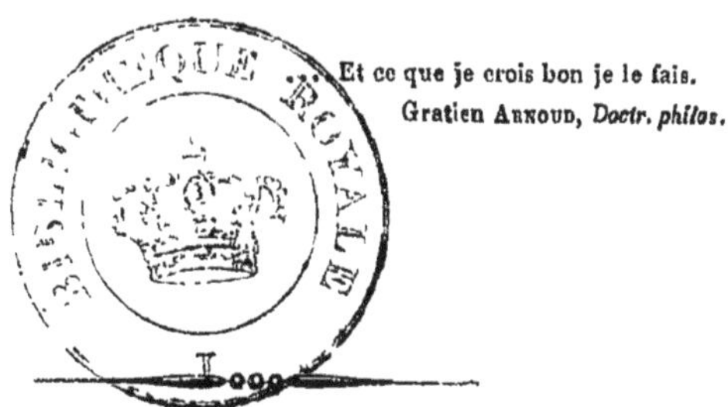

PARIS,

J.-B. BAILLIÈRE,	E. CROCHARD,
rue de l'École de Médecine, 13 *bis*.	rue et pl. de l'Éc^{le} de Médecine, 13.

1838.

Des faits intéressants se présentent journellement dans tous les hôpitaux d'un ordre un peu élevé. Dans les facultés, ces faits ne sont jamais perdus; les observateurs ne manquent pas, et ce que l'on peut craindre est moins le silence gardé sur les observations que l'exagération qu'on leur donne parfois dans les recueils périodiques. Il n'en est pas de même pour la plupart des hôpitaux des provinces : bien souvent les mêmes faits ne trouvent place que dans la mémoire quelquefois infidèle des élèves, et servent rarement à la science. Je crois que l'hôpital civil de Nancy a présenté des cas chirurgicaux assez intéressants pour que quelques-uns soient tirés de l'oubli; peut-être en réalité ont-ils moins de valeur que dans ma pensée. Il m'a semblé que tout médecin ou chirurgien d'hôpital pouvait apporter à l'édifice médical des matériaux, sinon assez résistants pour en former la base, au moins assez utiles pour être employés à consolider les autres ; et, ce que je crois bon, je le fais.

Dans l'hôpital St.-Charles de Nancy se trouvent les cliniques de l'école secondaire de médecine de cette ville. Cent trente-cinq lits sont destinés aux cliniques interne et externe, qui ne reçoivent que des malades atteints d'affections curables et non contagieuses.

Le service chirurgical a quarante-quatre lits, dont trente-un destinés aux hommes et treize aux femmes.

Tous les accidents graves de la ville et des campagnes sont reçus dans ce service ; ce qui permet à la clinique d'offrir autant de faits remarquables que peut en présenter une clinique même d'un ordre supérieur à la nôtre. Quelques chiffres suffiront pour prouver cette assertion (1).

---

(1) Je ne parlerai pas de la clinique médicale. En 1837, plus de neuf cents malades ont été traités par M. le docteur Néret, et le nombre des lits vient encore d'être augmenté dans son service.

Quand la clinique chirurgicale comptait seulement trente-cinq lits, la moyenne des malades entrés dans une année était de 281, et la mortalité de 1 sur 19. La mortalité, en 1834, ne fut même que de 1 sur 31.

Depuis que les lits sont en plus grand nombre, le chiffre des malades entrés a été,

en 1835, de 341 : mortalité, 1 sur 18.
1836, — 321 : — 1 sur 17.
1837, — 324 : — 1 sur 12.

Dans un des bulletins de l'Académie royale de médecine, M. Villeneuve, rapporteur d'une commission nommée pour examiner un mémoire intitulée : *Topographie de l'hôpital Saint-Charles de Nancy, par M. Simonin, Chirurgien en chef*, cherche la raison de la faible mortalité de notre service chirurgical dans le peu de gravité des maladies admises. Cependant certaines affections graves y sont fréquentes. Je mentionnerai seulement le chiffre des fractures :

En 1835, de 46;
— 1836, — 28;
— 1837, — 33;

J'ajouterai qu'il n'est aucune région du système

osseux qui n'en ait été atteinte. Ces fractures sont très-souvent compliquées, d'énormes déchirements des parties molles nécessitant des amputations ; et, bien des fois, les accidents ont été assez graves pour causer la mort des blessés quelques heures après leur entrée à l'hôpital.

L'alimentation n'étant pas la même dans tous les hôpitaux civils, je vais indiquer ce qui compose la nourriture de nos blessés.

Portion entière : Un demi-kilogramme de pain, un demi-kilogramme de viande avant la cuisson, un demi-litre de vin, plantes potagères et bouillon.

SOMMAIRES DES OBSERVATIONS.

SOMMAIRES DES OBSERVATIONS.

DÉCADE CHIRURGICALE,

OU

OBSERVATIONS

DE CHIRURGIE PRATIQUE.

PREMIÈRE OBSERVATION.

ALTÉRATION HUILEUSE DU SANG.

SOMMAIRE.

Fractures des os du pied ; amputation dans l'articulation médio-tarsienne ; délire traumatique ; mort. Autopsie ; huile trouvée dans les veines ; gaz contenu dans les tissus et s'enflammant avec détonnation.

Barthelémy, voiturier, est apporté à la clinique le 2 octobre 1836, à trois heures après midi, et placé au n° 16 de la salle St.-Joseph.

Cet homme, âgé de 55 ans, a un tempéramment athlétique et se livre à l'usage immodéré des liqueurs spiritueuses. Le matin il est tombé endormi de sa voiture, dont une roue a passé sur ses deux pieds. Il s'est relevé néanmoins et a marché pendant l'espace de plus d'un quart de lieue.

Barthelémy est examiné une heure après son entrée à l'hôpital. Le pied droit offre un gonflement médiocre avec attrition des parties molles, une plaie sur la face plantaire, une plaie sur la face dorsale, toutes deux parallèles et coupant la racine des orteils à angle droit. La température des téguments recouvrant le tarse et la plante du pied est un peu plus basse que celle des téguments environnants. Je crois reconnaître une fracture au troisième métatarsien.

Le pied gauche offre des désordres bien plus graves. On sent à l'avant-dernière phalange de chacun des orteils une peau flasque, ne recouvrant plus d'os; il semble que la peau ait été alongée, les os coupés sous elle, et les dernières phalanges refoulées dans le cul-de-sac que forme la peau à l'extrémité des doigts. La peau, coupée au niveau de l'union de l'astragale avec le tibia, est décollée sur le dos du pied, et un lambeau triangulaire est rejeté en dehors.

Les articulations métatarso-phalangiennes ont perdu leurs rapports. Les cinq orteils sont luxés; la plante des pieds offre, au niveau de l'articulation métatarso-phalangienne, une large plaie suivant la ligne de cette articulation. Toute la peau du pied est livide, et sa température fortement abaissée.

Les jambes, surtout la gauche, sont extrêmement variqueuses. Le malade se plaint peu et ne ressent que médiocrement de douleur pendant l'examen des parties blessées. Le pouls est légèrement accéleré et n'offre pas de plénitude. Une consultation est immédiatement provoquée. Les consultants, tous chirurgiens des hôpitaux, reconnaissent les altérations sus-énoncées, à l'exception de la fracture du métatarsien du pied droit. La conclusion de l'examen est unanime. L'amputation dans l'articulation médio-tarsienne est jugée indispensable, et le procédé de Chopart est adopté.

Le lendemain, 3 octobre, à neuf heures du matin, je pratique l'amputation en présence des élèves, de quelques docteurs et des consultants de la veille. (1) L'amputation n'offre de remarquable que la nécessité de lier un nombre considérable de vaisseaux versant des flots de sang. Pour quelques ligatures on est obligé de recourir à l'aiguille courbe; et plusieurs fois, des nerfs pincés et liés causent au patient de vives douleurs.

On ne peut obtenir de lambeau antérieur, les téguments étant enlevés ou sphacelés; mais on conserve un lambeau qui tient par le côté externe. Le lambeau plantaire ne peut être taillé que jusqu'à la plaie située au-dessous du pied. Cependant les os sont parfaitement recouverts. (Julep avec quinze gut. de laudanum.)

Reporté dans son lit, le malade paraîssait tranquille, lorsqu'à midi il s'élance pour aller, dit-il, à la selle. Il est remis de suite dans une position horizontale par les deux élèves de garde qui, malgré leur surveillance, n'avaient pu empêcher ce brusque mouvement.

La position verticale momentanée détermine une hémorrhagie assez considérable. A mon arrivée à l'hôpital je trouve l'appareil levé, et il est évident que l'hémor-

(1) MM. les docteurs Coliny, Bonfils fils, Simonin père, chirurgien en chef de l'hôpital St.-Charles.

rhagie est veineuse. Quelques morceaux d'agaric sont posés et l'appareil réappliqué.

Le soir, le malade est agité : il se plaint d'une vive douleur au pied droit; la chaleur y est revenue. (Opium gr. j., julep avec laudanum liq. de Sydenham, gut. xviij.) Pendant la nuit des symptômes du délire traumatique se déclarent.

Le 4, lendemain de l'amputation, le délire traumatique est tout-à-fait établi. Le pouls offre quatre-vingts pulsations. Le pied droit présente moins de gonflement et moins de douleur. La plaie, suite de l'opération, laisse écouler une énorme quantité de sérosité à peine colorée en rouge. La peau du corps est couverte de sueur. (Opium gr. IV. Fomentation émolliente sur le pied droit.) Le soir le délire augmente et le pouls devient petit. Pendant la nuit le délire croît encore et le malade n'a pas un instant de repos.

A six heures du matin (5 octobre, quatrième jour de la maladie), l'infirmier croit que le malade repose; et, lorsqu'à sept heures, au moment du service, on s'approche, on ne trouve plus qu'un cadavre.

La jambe gauche offre dans ce moment un énorme gonflement et de l'emphysème.

NÉCROPSIE, VINGT-SIX HEURES APRÈS LA MORT.

Aspect cadavérique horrible, et que l'on ne peut mieux comparer qu'à celui d'un cadavre plongé longtemps dans l'eau. Emphysème général tel que le volume total du corps est augmenté considérablement. Énormes phlyctènes développées sur les côtés du thorax, et contenant des gaz. L'odeur gangréneuse est prononcée ; la jambe gauche, d'où vient cette odeur, présente une teinte verdâtre qui existe aussi aux parties latérales de la face, à la région postérieure du tronc et au pied droit. L'épiderme du corps entier s'enlève lorsqu'on promène le doigt dessus. Le toucher des membres donne la sensation de crépitation. On pratique quelques incisions et il en sort du gaz. On fait une douzaine d'incisions, et dès que le bistouri a quitté la plaie, on en approche une lumière. Chaque fois le gaz s'enflamme avec une légère détonnation comme l'hydrogène ; il donne une flamme bleue et brûle chaque fois environ quinze secondes. Les phlyctènes donnent un gaz semblable.

Les muscles sont pâles et renferment des gaz.

Tête. Cerveau de consistance normale, substance blanche devenue légèrement bleuâtre, subtance grise normale, un peu de sérosité dans l'arachnoïde.

Poitrine. Poumons n'offrant d'anormal que la crépitation. Péricarde rempli d'un liquide noirâtre. Cœur mou, dilaté, exsangue.

Abdomen. Muqueuse gastrique mamelonnée comme celle des ivrognes. Intestins sains. Foie d'une couleur ardoisée, mais de consistance normale. Mésentère très-gras et huileux.

Membres. On ne trouve au pied amputé que des chairs gangrenées. Au pied droit on reconnaît la fracture du troisième métatarsien et celle de l'orteil correspondant.

Vaisseaux. Artères entièrement vides. Veines vides de sang, mais contenant une substance liquide, de couleur et de consistance analogue à celle de l'huile. Quelques expériences sont tentées immédiatement sur ce liquide : il tache le papier comme le ferait l'huile, brûle avec une flamme blanche et une fumée noire et épaisse. Une sorte de putrilage nage mêlé à l'huile, mais sans se confondre avec elle. On recueille de cette huile : ce sont les veines iliaques qui la fournissent.

Ce liquide est soumis à l'examen chimique. Voici la note que m'a transmise M. Simonin (François), pharmacien à Nancy, qui a bien voulu s'occuper de sa nature.

« Lorsque ce liquide me fut remis, il était jaune, limpide, fluide, transparent, d'une odeur putride. Après quelques jours il était figé, d'une demi-transparence. Sa première odeur, presqu'entièrement dissipée, avait fait place à une odeur de graisse légèrement rance.

» Il n'était ni acide ni alcalin. Insoluble dans l'eau, dans l'alcool rectifié à froid. Légèrement soluble dans l'acool à quarante degrés bouillant, dont il se sépare sans altération par le refroidissement.

» Je le saponifie facilement par les alcalis soude et potasse. Il brûle à la manière des corps gras.

» De tous ces caractères, on peut conclure que ce liquide est une huile analogue à la graisse humaine, et composée d'une matière fluide et d'une matière solide, stéarine et élaïne. La petite portion d'huile mise à ma dispositions ne m'a pas permis de chercher les proportions relatives. »

Avant de tirer des conclusions, je rapporterai encore les faits suivants :

Gayot (Joseph), âgé de 40 ans, tailleur d'habits, faisait abus des boissons alcooliques. Le 16 octobre 1836, après s'être enivré, il eut une querelle dans laquelle son adversaire lui asséna un coup qui, portant sur la région occipitale, l'étendit sur le terrain. On le trouva baigné dans son sang. Il fut saigné et mourut douze heures après l'accident.

AUTOPSIE, VINGT-QUATRE HEURES APRÈS LA MORT.

État extérieur. L'odeur infecte de la gangrène est très-prononcée. La raideur cadavérique n'existe pas. Un sang noirâtre et décomposé s'écoule par la bouche, les fosses nasales et le conduit auditif gauche. Le volume du corps est doublé par suite d'un emphysème général. En pressant les téguments on perçoit une crépitation marquée. Des ponctions faites aux différentes parties du corps laissent échapper un gaz inodore qui brûle avec une flamme bleue et fait une légère détonnation, comme le gaz hydrogène. Sur divers points du corps il existe d'énormes phlyctènes contenant ce gaz. Les régions postérieures du cou et du tronc, les membres inférieurs présentent une couleur ardoisée et livide. L'épiderme s'enlève par larges plaques et laisse voir le derme revêtant une teinte bronze. Les muscles sont emphysémateux, pâles et ramollis.

J'abrége la description des phénomènes cadavériques.

La suture lambdoïde du côté gauche est séparée ; un épanchement sanguin existe à la base du crâne. Les poumons crépitent ; le cœur est très-dilaté et exsangue. Les artères sont vides, ainsi que la veine cave inférieure. Le foie présente une teinte ardoisée et verdâtre. Les autres organes abdominaux sont sains. (Observation communiquée par M. Léon Parisot.)

M. Rayer a fait connaître à l'Académie, dans sa séance du 25 août 1827, le fait qui suit :

Un homme fort et bien constitué ayant pris du punch le soir, en se couchant, alluma un brasier dans sa chambre et fut asphyxié. Le lendemain on le transporta à l'hôpital de la Charité, où il mourut dans la journée. Le sang, dans les veines de la tête, du tronc et des membres, a présenté une altération remarquable. Des globules jaunâtres, d'apparence huileuse, surnageaient sur ce liquide. De semblables globules se faisaient remarquer dans l'urine. M. Laugier pense qu'il y a eu séparation de la stéarine et de l'élaïne, et que cette dernière forme les globules observés.

M. Sérullas dit avoir observé le même fait à Strasbourg. MM. Chevallier et Virey citent des observations analogues faites à Calcutta et à Édimbourg. (*Journal de Chimie médicale*, tom. 3, année 1827.)

RÉFLEXIONS.

Il m'a semblé que ces faits pouvaient se rattacher à l'histoire des combustions humaines et appuyer une des hypothèses émises sur cet étonnant phénomène. Je vais retracer rapidement les diverses opinions des auteurs à ce sujet.

Dupuytren ne voyait rien que de fort ordinaire dans les combustions humaines dites spontanées. L'alcool, sous le rapport de son imbibition dans les tissus, n'entre pour rien dans le développement de la combustion, disait-il, dans ses leçons cliniques. Mais cette idée est combattue par la connaissance que l'on a de la lenteur avec laquelle s'opère l'incinération du corps humain et l'énorme quantité de combustible nécessaire à cette opération.

M. Marc (1) attribue la combustibilité nécessaire pour la production de la combustion humaine à l'accumulation d'une masse de substance inflammable dans les différentes parties du corps, et il explique l'inflammation spontanée par une état idio-électrique, particulier aux individus qui périssent de cette manière.

Pierre-Aimé Lair (2) regarde comme première condition de combustibilité l'absorption et la pénétration des liqueurs alcooliques dans toute l'économie animale.

M. Alphonse Devergie (3), en reproduisant cette dernière opinion, ajoute: « Nous sommes portés à don-
» ner la préférence à cette théorie; et, tout en admettant

(1) *Dictionnaire des Sciences médicales*, t. 6, art. Combustion spontanée.

(2) *Essai sur les Combustions humaines produites par un long abus des liqueurs spiritueuses*; par P.-A. Lair. 1800.

(3) *Dictionnaire de Médecine et de Chirurgie pratique*, t. 5, art. Combustion humaine spontanée.

» l'imbibition des tissus par l'alcool, nous ne serions » pas éloignés de supposer que ce liquide détermine » une modification particulière des fluides et des solides, » telle qu'elle rendait les tissus plus combustibles ; mais » cette modification nous échappe. »

C'est peut-être cette modification des solides et des fluides qu'il est permis d'entrevoir dans les faits qui composent cette première observation. Nous y voyons tous les individus faire abus de liqueurs spiritueuses. Chez Barthelémy et Gayot les liquides et les solides sont tellement modifiés, qu'en vingt-quatre heures un emphysème énorme a lieu ; l'odeur gangréneuse se prononce ; d'énormes phlyctènes, renfermant des gaz, sont répandues sur les cadavres ; l'épiderme s'enlève au plus léger contact ; un gaz est contenu dans les tissus et s'enflamme avec détonnation. Enfin, ce qu'il y a de plus remarquable dans ces observations, c'est la présence d'une huile répandue dans le sang.

On peut objecter aux hypothèses dans lesquelles on regarde l'alcool comme disposant aux combustions dites spontanées, que cet accident s'est rencontré chez des personnes qui ne faisaient point abus des liqueurs spiritueuses, chez le prêtre Maria Bertholi entr'autres, et que, par conséquent, la dégénérescence huileuse du sang remarquée chez des ivrognes ne peut toujours être regardée comme cause immédiate de combustion.

Cette objection ne peut détruire ce que j'avance ; car, si l'alcool répandu dans nos tissus, en substance même ou modifié, semble plus particulièrement produire l'état huileux du sang, il est avéré que cet état huileux peut très-bien exister aussi sans qu'on le puisse rapporter à cette cause. Les *Archives générales*, (cahier du mois d'août 1836), citent deux observations dans lesquelles on voit des individus qui n'étaient point sujets à l'ivrognerie présenter de l'huile dans le sang. Voici le résumé de ces deux faits :

Marguerite Newmann, âgée de 90 ans, mourut subitement. A l'autopsie, on trouva de larges ecchymoses sur les membres et le tronc, le tissu cellulaire crépitant, le cœur mou, pâle et flasque. A la surface du sang échappé des vaisseaux on remarqua des globules d'huile, et à l'ouverture de la veine cave il s'écoula une cuillerée à bouche d'huile limpide, parfaitement transparente.

Une autre femme, âgé de 70 ans, mourut de froid. L'autopsie fut faite, et, outre la mollesse des tissus, on remarquait à la surface du sang une huile limpide; le sang lui-même était clair et n'offrait aucune tendance à la coagulation.

Il y a plus. Cet état particulier du fluide sanguin peut se retrouver même chez les animaux. Le *Journal de Chimie médicale* de l'année 1827 cite les expériences d'un vétérinaire qui constata la présence d'une huile dans les vaisseaux d'un cheval.

Une autre objection est celle-ci : Pourquoi les individus offrant cette singulière altération du sang ne furent-ils point victimes de la combustion? Mais on peut élever aussi cette objection pour tous les individus qui, placés dans les mêmes conditions, en apparence, que ceux qui sont victimes de la combustion dite spontanée, n'éprouvent pas cependant le même sort. Je pense que ces individus ne présentent pas tous une altération assez avancée des solides et des liquides, et que, de plus, ils ne se trouvent pas dans certaines circonstances qui semblent nécessaires à la combustion. Je veux parler de l'obésité, de l'asthénie propre à la vieillesse, de la vie inactive; enfin, de la présence de corps ignés disposés de manière à produire l'inflammation. On sait également que la constitution et les habitudes de la femme la rendent plus souvent victime du phénomène sur les causes duquel j'ai tâché d'apporter quelque lumière. Il est vivement à souhaiter que, dans les nouveaux cas de ce genre qui se présenteront, les hommes de l'art qui seront appelés fassent quelques recherches sur les liquides, dans les portions de membres qui ne seront point consumés en entier. Jusqu'à présent il n'existe aucun travail de ce genre.

DEUXIÈME OBSERVATION.

PUSTULE MALIGNE TERMINÉE PAR LA MORT.

SOMMAIRE.

Pustule maligne sur l'avant-bras droit. Gonflement considérable depuis les doigts jusqu'à la mamelle du même côté; escharres, mort. Autopsie; ecchymoses et escharres trouvés dans l'estomac et les intestins; épanchement de sérosité dans les cavités séreuses et le tissu sous-muqueux et sous-péritonéal.

Masson (Marguerite), veuve Lothier, âgée de 47 ans, habitant Nancy, avait pour état de ramasser des os. Cette femme était maigre et présentait le teint qu'offrent ordinairement les individus mal nourris. Depuis plusieurs jours elle portait sur la poitrine un petit furoncle qui disparut assez rapidement. Un autre bouton se trouvait également à la partie interne de l'avant-bras, et les vêtements plusieurs fois l'irritèrent et le déchirèrent. Elle n'en continuait pas moins son état.

Dans la nuit du 24 au 25 juin 1836, il survient à la face antérieure de l'avant-bras un gonflement circonscrit accompagné de chaleur mordicante. Le bouton change d'aspect au dire de la malade, et lui cause la sensation de brûlure. Le gonflement augmente beaucoup dans la journée.

26. Elle se présente à l'hôpital St.-Charles, pour réclamer des secours; mais la consultation gratuite était déjà terminée. Un élève, qui observa cette femme, dit

avoir reconnu ce qui suit : A la réunion du tiers inférieur avec les deux tiers supérieurs de l'avant-bras droit se trouvait une vésicule du volume d'un pois, remplie d'une sérosité roussâtre ; une auréole d'un rouge carmin entourait la vésicule, qui se rompit par la simple application du doigt et laissa voir une surface de l'étendue de deux lignes d'un rouge violacé, présentant au centre une tache lenticulaire jaunâtre. Le membre offrait jusqu'au-dessus du coude un gonflement œdémateux, sans changement de couleur à la peau. On prescrivit une fomentation émolliente.

27. La malade n'a pu dormir à cause de la douleur ressentie à l'avant-bras. Elle est reçue à la clinique et offre l'état suivant : Le gonflement s'est étendu jusqu'à l'épaule ; plusieurs énormes phlyctènes sont apparues sur la face antérieure et postérieure de l'avant-bras ; au-dessous d'elles se trouve le derme, d'un rouge violet. Chaque phlyctène, en apparaissant, cause une sensation de brûlure. Au lieu, où la veille, on apercevait une plaie, on trouve une escharre de quatre lignes de diamètre, circulaire, noirâtre, percée dans son milieu et laissant échapper un ichor jaunâtre. Le pouls est accéléré. La maladie est diagnostiquée pustule maligne. Quoique l'affection date de plusieurs jours, on tente la cautérisation de la partie malade. (Fente de l'escharre, introduction du beurre d'antimoine au moyen d'une petite tente de charpie ; mais le caustique est altéré : la malade ne ressent qu'un léger picotement. Fomentation de mélilot sur le membre, soupe, tisane d'orge.)

Dans la journée, le gonflement envahit l'épaule et une partie de la poitrine; de nouvelles phlyctènes se développent sur tout le membre; l'escharre a gagné environ une ligne en étendue. (Nouvelle incision tombant perpendiculairement sur la première. Introduction du caustique, qui, cette fois bien préparé, cause de vives douleurs. La fomentation de mélilot est réappliquée).

28 au matin. La malade a dormi une heure et demie seulement. Le gonflement de l'aisselle est un peu diminué. De nouvelles phlyctènes circonscrites par une teinte rouge se montrent sur l'articulation huméro-cubitale. L'escharre primitive n'a plus fait de progrès, mais le lieu qui supportait la veille des phlyctènes a revêtu une teinte noirâtre. Les téguments sont luisants; les doigts offrent un abaissement sensible de température : ils sont presque privés de sensibilité. Sur la surface dorsale de la main on perçoit la sensation de l'emphysème. Le pouls petit, donne cent cinq pulsations; la soif est vive, l'appétit presque nul. (Limonade, fomentation émolliente sur le membre.)

Dans la journée, la malade dort une heure; elle n'éprouve plus la sensation de brûlure. Le gonflement a gagné la mamelle. La face rouge exprime l'abattement. La main, plus froide que le matin, n'a plus aucune sensibilité. La soif est vive, la peau humide; le pouls, plus élévé, donne cent quinze pulsations; la langue est couverte d'un enduit blanchâtre. Il n'y a aucune douleur de l'estomac ni des intestins. (Bouillon, limonade vineuse, fomentation émolliente.)

29. Pendant la nuit la malade n'a pu dormir, à cause de la douleur brûlante du bras. Deux selles solides ont été rendues. Au pansement, les linges enveloppant le membre sont trouvés tachés en rose. De nombreuses phlyctènes se remarquent encore; le gonflement a gagné le dos; la face palmaire de la main est gangrenée; deux nouvelles escharres de cinq lignes de diamètre se sont formées vers l'articulation huméro-cubitale. La partie interne de l'avant-bras a revêtu une teinte noire; tout le bras est engourdi; cependant la malade peut se soulever. Le pouls donne cent sept pulsations. La langue est blanche; la malade éprouve une soif intense et un peu d'appétit. (Pansement avec un linge fénetré; puis, par-dessus, fomentation émolliente, limonade vineuse.)

Dans la journée, la malade a eu quatre selles. On a peine à trouver le pouls, qui est filiforme et donne cent vingt pulsations. La main a récupéré en partie la sensibilité, mais les doigts sont engourdis; le gonflement du membre a un peu diminué.

La nuit du 29 au 30 est marquée par des selles très-abondantes et très-liquides. La malade, ne pouvant reposer, s'est levée doucement pour se promener dans la cour; elle a éprouvé quelques défaillances. Le matin le ventre est légèrement météorisé. Le pouls, presque imperceptible, donne cent vingt pulsations. La figure, le membre thoracique gauche et les membres abdominaux sont couverts d'une sueur froide et visqueuse. La langue est blanche, la région épigastrique douloureuse, la respiration difficile. Pendant la visite, un vomissement de matières noirâtres, analogues à celles rendues dans le melæna a lieu. La malade n'accuse plus de douleur dans le membre, sur lequel on remarque de nouvelles phlyctènes. Le gonflement de la mamelle a un peu diminué. La sensibilité revenue la veille à la main existe encore le 30. La soif est moins grande; la malade refuse la limonade vineuse. (Bouillon, infusion de tilleul, fomentation de mélilot.)

A six heures du soir le pouls ne peut se trouver au poignet; on le sent au pli du coude; il a la même accélération. La langue est nette, les papilles un peu dilatées: l'abattement est extrême. Les facultés intellectuelles, encore saines, commencent à s'altérer. A chaque instant la malade veut sortir de son lit. A sept heures le délire survient; un vomissement a lieu. La mort arrive sans douleur à huit heures du soir.

AUTOPSIE, DOUZE HEURES APRÈS LA MORT.

État extérieur. Le gonflement du membre thoracique droit est diminué presque totalement; les téguments ne sont plus rénitents; de la sérosité est épanchée dans les mailles du tissu cellulaire: ce liquide est d'autant plus abondant qu'on s'approche plus de la main. Les aponévroses palmaire et anti-brachiale sont parfaitement saines; les muscles de ces régions, les veines et les artères, examinés avec soin, ne présentent aucune altération, les escharres gangréneuses n'atteignent que la peau.

Poitrine. Le tissu du poumon est mou, et ressemble

beaucoup à celui de la rate ; lorsqu'on l'incise, il s'en écoule une grande quantité de sang noirâtre. Le cœur est sain ; le péricarde contient beaucoup de sérosité. Le sang est poisseux ; il ressemble à celui des cholériques. Les veines caves, le cœur, les poumons et le foie en sont gorgés.

Abdomen. Épanchement d'une pinte environ de sérosité roussâtre dans la cavité du péritoine. Cette membrane est saine ; mais le tissu cellulaire sous-péritonéal et très-infiltré et présente une épaisseur de quatre lignes. Dans l'estomac on remarque treize plaques de grandeur variable, les plus petites n'ayant qu'une ou deux lignes de diamètre, les autres ayant plus d'un pouce ; toutes ont une teinte très-noire et une auréole rouge livide. La plupart font saillie au-dessus de la membrane muqueuse. C'est par le boursouflement de la muqueuse que ces tumeurs sont formées. Quelques-unes, ayant leur partie centrale presque détruite, n'offrent point de saillie. Ce sont ces dernières plaques qui fournirent, pendant la vie, la matière du premier vomissement. On incise les plaques, qui ne sont plus entières, et on voit que la membrane muqueuse n'est pas détruite complètement. Deux de ces tumeurs sont creusées à leur centre et représentent l'aspect qu'avait eue la pustule maligne après avoir été rompue. Entre ces tumeurs, la muqueuse présente çà et là des teintes plus ou moins livides. Le tissu sous-muqueux est tellement infiltré que l'estomac détaché, pour qu'on puisse le dessiner et le peindre, se trouve, en certains endroits de sa circonférence, avoir une épaisseur d'un demi-pouce. Dans l'intestin grêle on remarque aussi des escharres gangréneuses, semblables à celles de l'estomac ; elles sont plus nombreuses à l'iléon qu'au jéjunum. Il existe à la surface interne de ces parties une exsudation sanguine. Le colon est rétréci dans son calibre et présente une escharre à l' S iliaque. Les reins et la vessie sont sains. La matrice présente dans sa cavité des taches sanguines.

RÉFLEXIONS.

Cette observation est intéressante en ce que tous les symptômes de la maladie, depuis l'incubation jusqu'à la terminaison fatale, y sont relatés. L'autopsie surtout rend ce fait important, puisqu'il peut servir à établir les similitudes entre les maladies des téguments et celles des membranes muqueuses. Avant de connaître la seconde édition du *Traité théorique et pratique des maladies de la peau*, par M. Rayer, je pensais relater, un des premiers peut-être, les désordres internes qui surviennent dans la pustule maligne ; mais dans la dernière édition de cet ouvrage se trouve une observation (xcvi observ.) presque semblable à celle que j'ai rapportée. Elle est cependant moins complète, car le malade présentait une escharre de la largeur d'un centime lorsqu'il fut observé pour la première fois. Dans l'atlas de M. Rayer, des désordres analogues à ceux trouvés dans l'estomac de notre malade sont aussi représentés. J'ajouterai seulement que les plaques gangréneuses si nombreuses que nous trouvâmes à l'autopsie, non seulement dans le ventricule, mais encore dans les intestins, ont plutôt de l'analogie avec l'escharre située sur la paupière gravée dans la figure 3. de la planche XI, qu'avec celles de l'estomac, représentées dans la figure 4 de la même planche de cet atlas.

M. Rayer cite plusieurs cas dans lesquels la maladie ne s'est point transmise d'un individu à un autre. Je mentionnerai aussi, qu'en faisant l'ouverture du cadavre de la nommée Lothier, et ayant les mains souillées, j'enfonçai profondément la pointe du scalpel qui servait à l'autopsie, sous l'ongle du pouce de ma main gauche. Je ne pris d'autre précaution que de laver la plaie. La nuit suivante, la douleur ressentie au pouce m'empêcha de dormir. Le matin, ce doigt fut frotté avec de l'onguent mercuriel, et l'inflammation se termina le jour même par un petit abcès. M. Léon Parisot, qui eut les doigts mouillés par suite de la rupture de la vésicule primitive, n'éprouva rien de fâcheux du contact de ce liquide, que généralement on s'accorde à regarder comme propre à transmettre le virus de la pustule maligne.

Appelé à combattre chez un enfant de trois ans l'effet de plusieurs morsures d'une vipère (traitement par la cautérisation, l'ammoniaque liquide et les excitants théiformes), je fis le rapprochement suivant : Le petit malade, chez lequel il y avait commencement d'empoisonnement des liquides, ainsi que la nommée Lothier, dont les liquides étaient complètement infectés, présentèrent une insomnie de plusieurs jours et de plusieurs nuits, quoique les douleurs fussent nulles dans certains moments.

TROISIÈME OBSERVATION.

EXTIRPATION D'UN CANCER DE L'ŒIL, SUIVIE D'HÉMORRHAGIE CÉRÉBRALE.

SOMMAIRE.

Cancer du globe de l'œil droit ; extirpation ; hémorrhagie ; tamponnement de la cavité orbitaire ; encéphalite ; mort. Autopsie ; usure de toutes les parois de la cavité oculaire ; destruction du centre du plancher supérieur de l'orbite ; destruction du centre de la grande aile du sphénoïde ; perforation de la dure-mère adjacente ; épanchement sanguin considérable entre le cerveau et la dure-mère.

Bierne (Antoine), âgé de 75 ans, jardinier, est entré à l'hôpital St.-Charles (salle St.-Joseph, n° 20), le 11 février 1837, portant un carcinome du globe de l'œil droit.

Le malade, interrogé sur ses antécédants, répondit que, vingt ans auparavant, il eut une ophthalmie qui le força de suspendre momentanément son travail. Cette affection revint plus tard, et l'œil perdit complètement sa faculté visuelle. Après un certain laps de temps, Bierne reprit ses occupations, et son attention se porta peu sur l'œil qu'il avait perdu. Environ une année avant qu'il entrât à l'hôpital, l'œil augmenta graduellement de volume, d'abord sans douleurs bien vives, mais bientôt elles prirent de l'intensité. Le malade pouvait à peine reposer quelques heures, et alarmé des progrès du mal, il se décida à réclamer les secours de l'art.

Le 11 février, jour de l'entrée, on apercevait à la région orbitaire une énorme tumeur faisant saillie au-delà des paupières écartées. Celles-ci, très-distendues, pouvaient à peine recouvrir les deux tiers de la tumeur. Le globe de l'œil, totalement désorganisé, était rouge, dur, inégal, bosselé, laissant échapper quelques gouttes d'un pus séreux, se concretant sur les bords des paupières, qui étaient saines, et pouvaient être écartées de la tumeur. En même temps douleurs lancinantes dans l'orbite, céphalalgie parfois violente, peu de sommeil, peu d'appétit, ulcère à la partie postérieure de la jambe, suite de vaste brûlure, teint pâle. (Quart, collyre émollient.)

Il était évident que la vie du malade ne pouvait être conservée que par une opération. La santé générale paraissait assez bonne, et le malade consentait volontiers à l'extirpation de l'œil. (Léger purgatif.)

On sentait une fluctuation douteuse à la partie supérieure de l'œil, et on avait espéré le vider préalablement, pour faciliter son extirpation. Le 24 février, je fis une légère ponction à la partie supérieure de la tumeur. Le bistouri pénétra de quelques lignes, et il ne sortit que quelques gouttes d'une matière puriforme et du sang en assez grande quantité. L'œil ne diminua point de volume. Le malade n'éprouva pas plus de douleur qu'avant cette petite opération, qui passa pour ainsi dire inaperçue. (Fomentation émolliente et narcotique (bis) sur l'œil.)

Quatre jours après (28 février), le malade est atteint de l'épidémie régnante (la grippe). Quinze jours sont nécessaires à son entier rétablissement.

Enfin, le 16 mars, à midi, je pratique l'opération. Je crus en pouvoir modifier le premier temps, qui comprend l'agrandissement de l'ouverture des paupières. Je glissai le bistouri sous l'angle externe de l'œil formé par la réunion des paupières, et je fis sortir la pointe huit lignes environ au-delà. Le reste de l'opération se fit d'après les règles indiquées dans les nouveaux éléments de médecine opératoire de M. Velpeau. Je dois encore faire remarquer que ce fut à l'aide de ciseaux courbes, introduits en suivant la paroi externe de l'orbite, que furent coupés l'attache des muscles et le nerf optique. L'opération fut assez longue, en raison de l'énorme quantité de tissu graisseux compact pressé entre le carcinôme et les parois osseuses; elle fut aussi extrêmement douloureuse. En retirant des débris du tissu graisseux, je trouvai une lamelle d'os de quatre lignes environ de diamètre, provenant du coronal, près de son articulation avec l'os malaire. Le malade perdit environ une livre de sang. Le tamponnement de l'orbite est fait avec des boulettes de charpie; l'hémorrhagie cesse et le malade est porté dans son lit. De violentes douleurs existent à la tête pendant quelques heures. (Diète, julep avec 24 gut. de laudanum.) Pendant la journée, deux hémorrhagies ont lieu, et sont arrêtées par un nouveau tamponnement avec de la charpie et de la poudre de colophane. Le malade dort une partie de la nuit. Le lendemain de l'opération (17 mars), les douleurs ont beaucoup diminué; la soif se fait sentir. (Diète, limonade.) Un léger suintement sanguin a lieu par l'ouverture des paupières. Le soir le malade vomit plusieurs fois, et ne peut dormir.

Le 19 les douleurs augmentent; le délire commence. (Forte saignée.) L'agitation pendant la nuit est extrême; le malade se lève de son lit. Le 20, les paupières sont agglutinées; on ne peut retirer la charpie qui a servi au tamponnement de l'orbite. Le suintement sanguin n'a plus lieu; le malade est abattu, sans aucune connaissance; le pouls est très-fréquent. (Sinapismes aux jambes, fomentation émolliente sur l'orbite.)

Le 21, coma profond. (10 sangsues derrière les oreilles, appliquées les unes après les autres, pour tirer du sang toute la journée.) La mort arrive à onze heures du soir.

AUTOPSIE, SEIZE HEURES APRÈS LA MORT.

Tête. On se sert de la scie pour ouvrir le crâne, afin de respecter les os le plus possible. La dure-mère du côté droit est fortement colorée. Cette membrane enlevée, on trouve la cause de la coloration: c'est une couche épaisse de sang concreté, placée sur la substance cérébrale même. Sur les parties supérieure et latérale de l'hémisphère gauche, au-dessous de l'arachnoïde opaque, se trouve une couche albumineuse assez considérable de pus jaunâtre. Au-dessous du sang et au-dessous du pus, le cerveau est ramolli; plus profondément, il n'offre aucune altération pathologique.

La présence extraordinaire du sang trouvé sur la substance cérébrale nous fait faire de minutieuses recherches sur l'état des os qui composent la cavité orbitaire. Nous trouvons le plancher inférieur de cette cavité usé et réduit à une lame papiracée. Le plancher supérieur a disparu au centre, et la dure-mère a seule résisté. La place de l'esquille qui a été retirée au moment de l'opération est, comme il a déjà été dit, à la paroi externe. La grande aile du sphénoïde formant le fond de l'orbite est amincie et perforée à son centre dans l'étendue de trois lignes environ. La dure-mère est détruite en suivant les irrégularités du contour osseux. (J'insiste sur cette circonstance.)

Du tissu cellulaire est placé au fond de l'orbite en assez grande abondance pour que l'ouverture anormale du sphénoïde soit presque dissimulée. Ce tissu cellulaire est gorgé de sang. Il est évident que c'est lui qui a livré passage au sang qui de l'orbite a pénétré entre le cerveau et la dure-mère.

La cause des accidents qu'a présentés le malade et la cause de la mort elle-même étant prouvée suffisamment, on n'ouvre point les cavités thoracique et abdominale.

(L'œil, après l'opération, avait été examiné; son organisation primitive avait disparu. Il y avait mélange de tissu cancéreux ulcéré et de tissu cellulaire induré.)

RÉFLEXIONS.

Cette observation est remarquable sous plusieurs rapports : le cas qui y est relaté, d'un épanchement sanguin à la surface cérébrale, à la suite de l'extirpation de l'œil, est peut-être unique. Dans les relations d'opérations de ce genre, les malades périssent souvent, et l'on voit qu'ils sont toujours emportés par l'encéphalite.

L'autopsie cadavérique du nommé Bierne prouve aussi la difficulté, dans ces cas, d'un diagnostic parfaitement juste. En effet, la maladie n'avait qu'une année d'existence; elle n'offrait pas les signes d'une dégénérescence aussi avancée qu'elle l'était réellement ; le sujet, malgré son âge, avait une santé assez bonne. Toutes ces circonstances empêchèrent de penser que les os de la cavité cranienne fussent intéressés; ensorte que l'extirpation, qui, en réalité, devait nécessairement échouer, dut être tentée en suivant le précepte, *remedium anceps melius quam nullum*.

Maintenant je pense que l'opération de l'extirpation de l'œil, contre laquelle on s'est déjà si souvent élevé, doit être tentée très-rarement.

En supposant que l'extirpation soit suivie de succès, on doit toujours redouter, suivant l'opinion des antagonistes de cette opération, que la maladie ne repullule promptement, et que la première opération ne serve qu'à démontrer au malade l'inutilité d'une seconde. Mais si l'on veut ne tenir aucun compte de ces récidives et se borner à espérer le succès du moment, on va encore exposer le malade à d'atroces douleurs, et à des périls qui pourront abréger le peu de jours qui lui restaient à vivre. Je crois que l'observation que j'ai rapportée doit prouver combien l'espérance de succès peut être déçue; car, quel symptôme pouvait nous avertir de l'état d'usure des parois osseuses de l'orbite et de la perforation de la grande aile du sphénoïde. La partie même du cancer qui faisait saillie hors des paupières nous faisait supposer que les os n'avaient pas cédé. Ce qui nous est arrivé pourrait arriver encore à d'autres chirurgiens.

Je conclus donc que la difficulté d'un diagnostic précis doit faire redouter l'opération de l'extirpation de l'œil, et je ne la crois pratiquable avec beaucoup de chances de succès qu'à l'occasion de cancers commençants, qui n'ont pas encore augmenté de beaucoup le volume de l'œil.

J'ai mentionné dans l'observation la modification que j'ai cru devoir introduire dans le premier temps de l'opération, c'est-à-dire la section de la commissure des paupières du dedans au dehors. Par cette modification j'évitai de mâcher la peau, qui, dans cet endroit, ne peut être facilement assujétie, et je fis cette incision d'un seul coup et promptement. Quelques mois après l'opération pratiquée à notre amphithéâtre, je lus, dans un journal de médecine, que M. Lisfranc avait eu la même idée et l'avait mise en pratique.

Cette troisième observation me fournira encore une réflexion. Les faits qui y sont rapportés corroborent l'idée émise par M. Gama (1), qu'une collection sanguine ne peut, par la compression qu'elle exerce sur le cerveau, produire la paralysie, et que dans les cas d'épanchements sanguins où on la voit survenir, ce phénomène marque seulement les progrès de l'encéphalite.

On ne peut douter que la couche de sang contenue dans le crâne n'ait commencé à se former immédiatement après l'opération à laquelle fut soumis le nommé Bierne ; et cependant le malade n'offrit aucun symptôme de paralysie. On vit les phénomènes propres à l'encéphalite apparaître pendant les deux jours qui suivirent l'extirpation, le délire se montrer le troisième jour ; et ce ne fut que le quatrième que le coma commença. Il est certain que depuis longtemps déjà la collection sanguine et l'exhalation purulente devaient être établies. Après avoir rapporté plusieurs cas dans lesquels de vastes épanchements de liquide ont été méconnus pendant la vie, faute de symptômes propres, M. Gama rapporte une observation (22me obs.) qui a une extrême analogie avec la nôtre. La paralysie n'eut pas lieu, quoique le malade portât derrière l'orbite du côté gauche un abcès enkysté survenu à la suite d'un coup de fleuret qui fractura le fond de la cavité orbitaire.

(1) *Traité des plaies de tête et de l'encéphalite, principalement de celle qui leur est consécutive ;* par M. J.-P. Gama, chirurgien en chef, premier professeur à l'hôpital militaire d'instruction du Val-de-Grâce, etc. Paris, 1830.

QUATRIÈME OBSERVATION.

PLAIE DÉCHIRÉE DE LA PAUME DE LA MAIN, SUIVIE DE TÉTANOS.

SOMMAIRE.

Plaie déchirée de la paume de la main ; luxation possible des quatre premiers métacarpiens. Traitement par les irrigations froides. Tétanos ; mort. Autopsie ; axe cérébro-spinal sain.

Un nommé Nicolas, âgé de 17 ans, d'une constitution détériorée, travaillait dans une filature, lorsque, par imprudence, sa main gauche se trouva prise entre deux cylindres en mouvement. L'accident a lieu le 14 juin 1837, et Nicolas arrive immédiatement à la clinique. Il montre beaucoup d'anxiété ; sa figure est grippée, et on lui arrache les renseignements qui peuvent éclairer sur les causes de son accident.

La main gauche présente une plaie fortement contuse, déchirée de telle sorte que les téguments de la paume de la main sont séparés des muscles sous-jacents, et qu'entre ces derniers et la peau on peut introduire les doigts pour s'assurer des désordres profonds. L'aponévrose palmaire est déchirée, les gaînes et les tendons des fléchisseurs commun et sublime sont lacérés ; aucune fracture n'est reconnue.

A l'union du premier métacarpien avec le second

existe une autre plaie d'un demi-pouce de long, au travers de laquelle les muscles broyés font hernie, un léger débridement est opéré et des portions de chairs broyées et pendantes sont resequées. Le membre malade est soumis à l'irrigation continuelle d'eau froide. On pratique une saignée d'une livre (le malade avait perdu peu de sang lors de l'accident.) Trois grains d'opium sont administrés.

Le 15, le malade a un peu reposé la nuit; les douleurs sont moins vives.

Pendant les onze jours suivants le gonflement de la main disparaît, la douleur se dissipe, la suppuration s'établit sans accident et se montre de bonne qualité; le malade dort et a de l'appétit. Successivement on prescrit le bouillon, la soupe, le quart, en supprimant graduellement l'opium. Cependant le malade, dont l'état s'améliore de jour en jour, conserve de la tristesse et s'alarme toujours sur les suites de son accident.

Le 26, Nicolas se plaint d'une douleur à la région du cou, du côté de la main blessée; il remue la tête avec peine; l'appétit est moindre. La proximité d'une fenêtre fait prendre cette douleur pour une affection musculaire, et comme la main est le siége de peu de douleur, on diminue ce jour-là le jet du courant d'eau, qui n'a pas cessé de tomber sur le membre blessé. On prescrit au malade de se tenir chaudement.

Le 27, Nicolas est dans le même état; l'irrigation est alors rendue intermittente, et le lendemain suspendue complètement. Quelques compresses mouillées sont de temps en temps appliquées sur le membre. Le malade se lève, et dans la journée je le surprends à une fenêtre près de laquelle il se tenait depuis assez longtemps couvert de sa chemise seule et le corps en moiteur. Il se recouche immédiatement, mais la nuit est mauvaise, et la douleur du cou augmente.

Le 29, le malade présente l'état suivant : Abattement général bien prononcé ; coucher en supination ; tête légèrement renversée en arrière ; mâchoires commençant à se serrer, mais permettant à la langue de passer entre les dents ; muscles de la face et du cou contractés ; déglutition difficile ; traits du visage altérés, exprimant la souffrance, la peau de cette partie présentant une teinte bleuâtre ; veines jugulaires gonflées ; région sternale douloureuse. En même temps pouls naturel, peau fraîche, respiration normale, facultés intellectuelles saines, le malade exprimant de vives inquiétudes sur son état. (Saignée du bras de douze onces ; 2 gr. d'opium de deux heures en deux heures.)

Dans la journée la déglutition devient impossible ; le malade n'a pu prendre que six grains d'opium. L'opisthotonos a augmenté et la douleur de la région sternale a pris plus d'intensité. La peau est chaude, le pouls donne quatre-vingt-cinq pulsations. La suppuration de la plaie est toujours de bonne qualité. (Lavement avec dix gouttes de laudanum, bis.)

Le 30, l'opisthotonos a augmenté considérablement ; les muscles de toute la partie postérieure du tronc ont acquis de la rigidité. En soulevant la tête et le cou du malade, on enlève le tronc entier ; la déglutition est devenue impossible ; le pouls offre quatre-vingt-onze pulsations ; du reste nulle douleur à la main. (Six quarts de lavement avec vingt gouttes de laudanum dans chaque, fomentation opiacée sur la main, vingt sangsues sur les parties latérales et postérieures de la région cervicale.)

Dans la journée les symptômes s'aggravent, les mâchoires se serrent un peu plus ; la respiration s'accélère, les muscles du ventre entrent en convulsion et se raidissent ; le pouls offre cent dix pulsations.

Le 1er juillet, rigidité des muscles de la poitrine ; respiration par le diaphragme seul ; salive gluante s'écoulant par la bouche, les dents étant presque rapprochées ; impossibilité de montrer la langue au dehors ; sueur abondante et visqueuse sur tout le corps ; pouls offrant cent vingt pulsations ; vives douleurs à la région sternale ; facultés intellectuelles conservées. Mort à six heures du soir.

AUTOPSIE, QUATORZE HEURES APRÈS LA MORT.

Membres. La rigidité observée pendant la vie n'existe plus qu'aux membres. Muscles des éminences thénar et hypothénar de la main blessée réduits en bouillie ; déchirure des ligaments capsulaires des quatre premiers métacarpiens ; luxation possible de ces os sur les phalanges ; érosion du cartilage inter-articulaire du second métacarpien ; les nerfs médian et cubital, suivis depuis leur origine jusqu'à leur terminaison, ne présentent d'altération qu'à partir du ligament annulaire antérieur du carpe jusqu'à la pulpe des doigts. Le névrilème du nerf cubital est dilacéré et offre de la rougeur ; la substance nerveuse de ce nerf semble plus consistante que d'ordinaire. Le nerf médian est tuméfié au niveau de l'articulation radio-carpienne.

Tête et rachis. Les vaisseaux des méninges cérébrale et rachidienne sont gorgés de sang ; le cerveau et la moëlle épinière offrent un pointillé rouge, du reste nulle altération perceptible dans leur consistance ; une cuillerée de sérosité limpide se trouve à la partie inférieure du canal rachidien.

Poitrine. Les poumons sont très-affaissés sur eux-mêmes et refoulés en haut ; ils ne crépitent pas et sont engoués ; cet engouement est plus fort à la base qu'au sommet. On trouve quelques adhérences anciennes de la plèvre pulmonaire avec la plèvre diaphragmatique du côté gauche.

Système vasculaire. Le cœur est dans l'état normal ; les cavités droites et gauches sont gorgées de sang ; il en est de même de l'aorte ascendante, des veines caves supérieure et inférieure, de la veine porte et des veines mésentériques.

Abdomen. La muqueuse gastro-intestinale est saine ; un pointillé rouge existe dans le tissu sous-muqueux ; le foie, la rate, les reins, la vessie sont dans l'état normal.

A ce fait je joindrai le résumé d'un cas de plaie déchirée suivie aussi de tétanos.

Le 30 octobre 1837, Paul Muller, âgé de 16 ans, d'une faible constitution, est renversé dans les champs par une charrette chargée pesamment. La jambe droite est déchirée depuis la rotule jusqu'à la malléole interne. L'articulation du genou n'est pas ouverte. On espère conserver le membre, qui est soumis aux irrigations continuelles. (Préparations opiacées intérieures.)

La suppuration s'établit, mais avec de violentes douleurs ; une masse énorme de muscles tombe sphacelée ; et le huitième jour de l'accident, l'articulation fémoro-tibiale se trouve, par la chute des escharres, largement ouverte. L'amputation de la cuisse est inévitable, et le malade s'y soumet après de nombreux refus.

Le 8 novembre, lendemain de l'ouverture de l'articulation, neuvième jour de l'accident, je pratique l'amputation de la cuisse, pendant laquelle le malade montre un courage étonnant. (Après l'opération un grain d'opium, bis.)

Le caractère du malade, taciturne jusqu'alors, devient gai ; toute inquiétude sur sa position a disparu ; on espère que l'opération sera suivie de succès.

Pendant toute la journée du 8, Muller est calme ; le soir le trismus des mâchoires se montre, et le malade expire le lendemain à 6 heures du soir, n'ayant présenté que le trismus et de la raideur dans les bras. (Le traitement du tétanos consista en treize grains d'opium en doses fractionnées.)

RÉFLEXIONS.

Ces deux cas de tétanos, qui se présentèrent à notre observation dans un laps de temps si court (de juin en novembre), méritent quelques réflexions.

Chez deux malades les accidents consistèrent en broyement de muscles, et tous deux furent soumis à l'irrigation longtemps prolongée : Nicolas pendant 14 jours, Muller pendant 8.

L'irrigation continuée longtemps, lorsqu'elle ne peut vaincre totalement l'inflammation, peut-elle prédisposer au tétanos ?

Cette opinion me semble avoir quelque valeur. Il y a de grands rapprochements à faire en considérant la position de nos deux malades, quoiqu'elle ne fût pas parfaitement identique.

L'irrigation ne détruisit ni chez l'un ni chez l'autre l'inflammation extrême que présentaient les membres blessés. On trouva, à l'autopsie de Nicolas, les nerfs cubital et médian enflammés. Chez Muller cette inflammation causa des douleurs atroces jusqu'au moment de l'opération, qui les augmenta encore momentanément. Sans doute, chez ce dernier, l'amputation de la cuisse a accéléré l'invasion du tétanos ; mais on peut penser que ces deux individus, qui, au reste, présentaient déjà plusieurs causes de cette affection, telles que la douleur, la tristesse, etc., y furent bien plus prédisposés encore par le froid humide résultant de l'irrigation.

Tous les praticiens qui ont eu recours à cette méthode

de traitement savent que, malgré toutes les précautions possibles, lorsque ce moyen est longtemps continué, on ne peut préserver complètement de l'eau la couche et le linge du malade. Si l'on pense aussi que, dans certains mois de l'année, le corps est presque constamment en moiteur par suite de l'élévation de la température, on se rendra encore mieux compte de certains accidents qui peuvent résulter des affusions froides. Je ne veux pas conclure que les irrigations soient toujours nuisibles; nous avons déjà à notre clinique trop de faits graves qui nous prouvent que dans bien des cas on peut conserver au blessé un membre qu'il eût fallu sacrifier sans ce moyen. Chez deux enfants surtout, dont les pieds étaient presqu'entièrement dénudés, avec complication de fracture de plusieurs phalanges, l'irrigation nous a prouvé sa supériorité sur les traitements ordinaires. Mais je pense que dans certains cas graves, en tenant compte de l'état nerveux des individus, on doit mettre pour ainsi dire en parallèle l'effet de l'irrigation et l'effet probable de l'inflammation, et mesurer, s'il est possible, l'un et l'autre. Dans le cas où l'inflammation semblerait ne devoir être qu'imparfaitement apaisée, je crois qu'il serait imprudent de lui laisser le temps de miner le malade, et qu'il est possible qu'en le soumettant à l'irrigation on crée une disposition de plus à des accidents graves. Ici, il me semble, est l'occasion de répéter avec Hippocrate : *Judicium difficile.*

Une réflexion encore. A l'autopsie du nommé Nicolas, nous avons trouvé les vaisseaux des méninges cérébrale et rachidienne remplis de sang ; le tissu nerveux lui-même offrant un pointillé rouge. Ces traces de sang ne me paraîssent pas indiquer une inflammation ; elles ne sont, ainsi que la replétion du système veineux, que l'effet de la stase du sang, occasionnée par la suspension de la respiration.

A l'appui de cette opinion je citerai le fait suivant :

Julie E., âgée de 18 ans, à la suite de peines de cœur voulut se donner la mort. Elle avala une énorme quantité de noix vomique et périt en quelques heures dans de vives douleurs abdominales, accompagnées de spasmes tétaniques.

A l'autopsie nous trouvâmes le foie et le cou violets ; les veines qui rampent à la surface cérébrale, ainsi que les poumons gorgés de sang ; les plèvres renfermant un liquide sanguinolent ; le système artériel général se trouva vide, et le système veineux dilaté énormément par l'accumulation du sang.

Ici il était évident que le retrait du sang dans certains organes était le produit de l'asphyxie.

Ces faits ont une extrême analogie avec ceux que l'on rencontre sur les cadavres des individus qui ont succombé au tétanos.

CINQUIÈME OBSERVATION.

FRACTURES DES OS PUBIS ET ISCHION.

SOMMAIRE.

Fractures du pubis et de l'ischion; accidents typhoïdes; mort. Autopsie; altération des veines saphène interne, iliaque primitive et veine cave inférieure.

Marianne Venneker, âgée de 9 ans, entra le 1er janvier 1836 à la clinique, portant une plaie déchirée à l'aine du côté droit. Cette plaie était le résultat du passage d'une lourde voiture de charge sur le corps de l'enfant, qui avait voulu se placer dans le panier suspendu sous elle.

La plaie, quelques heures après l'accident, présentait l'aspect suivant : Perte profonde de substance à l'aine du côté droit, dans une longueur de quatre pouces, s'étendant depuis l'arcade crurale jusqu'au bas de la grande lèvre du même côté, sur une largeur d'un pouce. Écoulement abondant de sang, quoiqu'une seule artère tégumentaire fût ouverte. Gonflement considérable de la région inguinale. Douleur vive au moindre mouvement, peau chaude, pouls accéléré. On soupçonne une fracture du bassin, mais sans pouvoir s'en assurer.

(Diète ; tamponnement de la plaie avec des boulettes de charpie ; jambe fléchie sur la cuisse.)

2 Janvier. La malade a un peu dormi. De nouvelles recherches ne font découvrir aucune fracture. On renouvelle le pansement extérieur. (Diète, boissons émollientes, topiques émollients.)

4. La malade accuse de la douleur à la région dorsale. On trouve une petite plaie qu'on panse avec le cérat. Le tamponnement de la plaie est enlevé ; elle fournit beaucoup de pus, et offre déjà des bourgeons charnus, mais ses bords sont écartés. Pour les réunir on fléchit les jambes sur les cuisses, et les cuisses sur le bassin : cette position est maintenue à l'aide de coussins et d'une bande qui enveloppe les deux jambes. La fièvre continue ; il s'y joint une grande sécheresse de la peau. (Même traitement.)

5. Le gonflement de la région inguinale diminue ; l'abdomen est dur ; en pressant dessus un peu fortement on fait sortir de la partie moyenne de la plaie une sérosité sanguinolente. (On ajoute au traitement un lavement émollient.)

6. Le pus stagnant dans la plaie, à cause de la position donnée aux membres inférieurs, on écarte les genoux en interposant un coussin de balles d'avoine.

7. Des symptômes de péritonite se montrent : douleur de ventre s'exaspérant à la pression, inappétence, constipation, sommeil nul, peau chaude et sèche, pouls très-faible et fréquent. (Lavements et topiques émollients.)

10. Amendement des symptômes de la péritonite; des évacuations alvines ont lieu; le pus est de bonne qualité mais en excessive quantité.

11. Le ventre est de moins en moins sensible; la fièvre persiste. La cicatrisation trop rapide de la plaie empêchant le pus de s'écouler librement, on écarte d'avantage les cuisses l'une de l'autre.

14. La sensibilité du ventre est presque nulle; la diarrhée a remplacé la constipation. La plaie a toujours un bon aspect, mais la jambe et la cuisse droites sont le siége d'un commencement d'infiltration.

16. L'état de la malade a beaucoup empiré : le pouls est très-fébrile, la peau brûlante, la langue sèche et blanche, la bouche sèche et donnant une odeur fétide. La diarrhée persiste; la respiration est gênée. La malade ne peut dormir, et ses mouvements dénotent l'anxiété. La plaie est sèche; à la partie supérieure de la cuisse on trouve un gonflement énorme; la grande lèvre du côté droit offre un point où l'on sent la fluctuation. (Cataplasmes émollients sur ce point.) La mort, précédée d'un léger délire, arrive dans la nuit du 16 au 17.

AUTOPSIE, TRENTE HEURES APRÈS LA MORT.

État extérieur. Nul changement depuis la mort. La plaie présente le même aspect que durant la vie; elle n'offre pas de sinuosités très-profondes; la grande lèvre droite est le siége d'un abcès.

Le bassin, débarrassé des muscles, présente premièrement une fracture verticale du pubis, à deux pouces de sa symphyse ; secondement une fracture de la branche montante de l'ischion, un peu au-dessus de sa tubérosité : cette fracture est comminutive. Les parties charnues environnantes offrent une couleur noirâtre. La partie gauche du bassin et le membre abdominal du même côté sont sains, mais il n'en est pas de même du membre abdominal droit. Celui-ci est infiltré ; ses muscles, couleur lie de vin, sont ramollis ; la veine saphène interne est altérée dans l'étendue de quatre pouces, à partir de la plaie ; elle offre une distension remarquable ; sa tunique externe est très-épaissie ; sa tunique interne offre une couleur d'un vert noirâtre. Cette veine contient des caillots de sang décomposé ; dans quelques-uns cependant on retrouve de la fibrine ; à mesure que la veine est observée plus en dessous de la plaie, l'altération signalée ci-dessus est moins grande. La veine iliaque primitive, du côté droit, offre une altération de même nature ; son épaisissement est plus considérable et elle contient un pus sanieux d'une odeur infecte. La veine cave inférieure montre des phénomènes analogues dans une petite partie de son étendue. Les autres vaisseaux, veines et artères sont entièrement sains.

Thorax. Adhérencesdes plèvres, poumons sains.

Abdomen. Le péritoine est légèrement épaissi et sa coloration est d'un blanc plus mat. La rate a un volume considérable. Tous les autres viscères sont sains.

La tête n'a pas été ouverte.

RÉFLEXIONS.

Cette observation prouve la difficulté et parfois l'impossibilité de reconnaître pendant la vie les fractures qui ont leur siége dans les os du bassin. Chez la jeune Venneker on employa les moyens que l'on eût employés dans la certitude d'une fracture, et peut-être eût-on sauvé la malade si l'inflammation des veines, la résorption purulente et les accidents typhoïdes ne se fussent développés avec autant d'intensité. Au reste, le traitement chez cette malade ne put qu'être expectatif, pour ainsi dire; car, même pendant les syptômes de péritonite, on ne put employer les émissions sanguines, à cause de la faiblesse du sujet. La péritonite disparut cependant, et la malade, qui y avait échappé, ne put surmonter les accidents typhoïdes. Une remarque à faire, c'est que la diarrhée a paru en même-temps que la tuméfaction de la cuisse, et l'infiltration du membre abdominal; ce qui prouve que déjà l'infection des liquides était assez avancée, alors même que cette affection se trahissait seulement à son point de départ.

SIXIÈME OBSERVATION.

HERNIE ÉTRANGLÉE OPÉRÉE, SUIVIE DE GUÉRISON RADICALE.

SOMMAIRE.

Hernie entéro-épiplocèle-inguinale étranglée. Opération deux jours après l'étranglement. Epiploon laissé au dehors; entéro-colite; sphacèle du tissu cellulaire du scrotum. Guérison radicale 95 jours après l'opération.

Fémiot, âgé de 45 ans, domestique, entre le 3 juin 1837 à l'hôpital, portant une hernie inguinale droite étranglée.

Dans le mois de mai cet individu avait déjà été admis à la clinique; il avait présenté tous les symptômes d'une hernie étranglée. Des bains prolongés, des cataplasmes, des lavements de tabac avaient permis la réduction des parties herniées; et, malgré les recommandations qui lui avaient été faites, le malade avait repris ses travaux trois jours après la réduction de la hernie. Cette imprudence fit reparaître la hernie, qui n'était pas contenue, et nous ramena cet individu dans l'état suivant: Le scrotum du côté droit offre une tumeur ovalaire du volume de la tête d'un fétus à terme; le taxis occasionne de vives douleurs et reste sans succès; le ventre est ballonné, des coliques continuelles ont lieu; il y a de la constipation, de la fièvre et de la chaleur à la peau. (Bains entiers prolongés, cataplasmes émollients, lavements avec le tabac à la dose d'un demi-gros et d'un gros.) Les accidents s'aggravent ; alors nausées, vomissements, pouls petit et concentré, face grippée, vive anxiété. On décide le malade à subir l'opération, que je pratique le 5 juin, quarante-huit heures après les premiers symptômes d'étranglement. On trouve une sérosité limpide et inodore dans le sac herniaire ; les parties herniées sont une anse d'intestins grêles et une portion d'épiploon du volume du poing d'un adulte. On lève l'étranglement, formé par le collet du sac, et l'intestin est réduit. Il n'en est pas de même de l'épiploon. Comme le sac herniaire l'étrangle en trois endroits successifs, il faut détruire des adhérences avec le bistouri, et une artériole étant ouverte, force est de laisser l'épiploon au-dehors. Le malade est à peine reporté dans son lit, que des selles, précédées de borborygmes, surviennent : il éprouve un grand soulagement et le pouls est moins fréquent. (Diète, boissons émollientes.)

Cet état satisfaisant dure jusqu'au 8 juin. Alors douleur dans l'abdomen, selles nombreuses et liquides, langue rouge à sa pointe et sur les bords, tuméfaction du scrotum, qui a acquis une teinte érysipélateuse ; pouls, quatre-vingt-cinq pulsations. (Bouillon, lavement, fomentation émolliente sur le ventre et le scrotum.) L'épiploon commence à donner du pus.

9, 10 juin. Amendement sensible des symptômes inflammatoires des voies digestives ; le phlegmon du scrotum fait des progrès ; l'épiploon est en pleine suppuration ; le pouls donne de quatre-vingts à quatre-vingt-cinq pulsations ; le malade dort.

11. Nulle douleur à l'abdomen ; une selle liquide ; en pressant le scrotum, on perçoit un crépitation due à l'accumulation de gaz. (Semoule légère, lavements, fomentation émolliente.)

12. Météorisation de l'abdomen, coliques ; dix selles dans l'intervalle d'une visite à l'autre ; langue rouge et sèche, soif intense, quatre-vingt-quinze pulsations par minute. (Bouillon.)

13, 14, 15. Escharre sur le scrotum : elle est fendue et il s'échappe des gaz et des lambeaux de tissu cellulaire sphacelé. Les selles deviennent moins nombreuses ; l'épiploon donne une abondante quantité de pus ; la langue est rouge et le malade est abattu.

16, 17. Somnolence et abattement plus grands ; pouls petit, dépressible, donnant soixante pulsations. Langue sèche, rouge ; soif vive, douze selles en vingt-quatre heures. Le scrotum est privé de son tissu cellulaire ; le testicule, revêtu de ses enveloppes, vient faire saillie au dehors : il est légèrement tuméfié et cause de la douleur. (Riz au lait, tisane de riz gommé, lavement.)

18. Accablement moindre ; trois selles seulement.

19, 20. Amélioration dans l'état général ; le pus est en moins grande quantité ; le scrotum se recolle, mais à sa partie inférieure existe un cul-de-sac où le pus séjourne. La masse épiploïque est abaissée et présente des granulations vermeilles fournissant un pus de bonne qualité. Les selles sont plus rares; la langue est humide et épanouie ; l'abdomen est souple, le pouls normal. (Même prescription.)

21. En pressant la masse épiploïque, on fait sortir par plusieurs pertuis un pus blanc et crêmeux. Un stilet introduit dans ces ouvertures pénètre jusqu'à l'anneau.

26. Le malade s'est gorgé d'aliments apportés du dehors. Borborygmes, douleurs abdominales, huit selles liquides, soif vive, langue rouge. (Diète, tisane de riz gommé, lavement.)

28. L'abdomen est souple, les coliques disparaîssent, le sommeil est revenu; l'épiploon s'affaisse et la suppuration est peu abondante.

2 juillet. Les téguments du scrotum se recollent; le volume de la masse épiploïque est diminué des deux tiers environ; elle se trouve presqu'au niveau des téguments. L'état général du malade est le meilleur possible. (Laitage, tisane de riz gommé.)

6 au 13. La masse épiploïque continue toujours à s'affaisser; le décollement du scrotum reste dans un état stationnaire. Les organes digestifs conservent encore de la susceptibilité ; le moindre écart de régime est aussitôt suivi de coliques et de diarrhée; aussi persiste-t-on dans l'emploi des aliments légers et des boissons amilacées.

14 au 20. Les organes digestifs ont perdu leur susceptibilité; la masse épiploïque est au niveau de la peau. Tous les deux jours on réprime les bourgeons charnus, avec le nitrate d'argent. Le décollement du scrotum

n'existe plus. Le testicule droit conserve un peu de gonflement. (Quart de portion.)

2 août. L'état général est bon; la plaie se rétrécit beaucoup. Le testicule est adhérent au scrotum par sa partie antérieure et ne présente plus de gonflement. Les régions inguinale et scrotale offrent une légère tuméfaction anormale, due à la portion restante de l'épiploon, qui a contracté des adhérences intimes avec le sac herniaire.

5 août. La plaie du scrotum est entièrement cicatrisée. (La demi-portion.)

7 septembre. Le malade sort guéri radicalement de la hernie qu'il portait avant son entrée à l'hôpital. Dans le mois de mars 1838, Frémiot se représente à la clinique. Il dit n'avoir porté aucun bandage, et s'être livré aux rudes travaux de sa profession. La hernie n'a pas reparu, et il n'est resté aucune incommodité à la suite de cette heureuse guérison.

RÉFLEXIONS.

Cette observation offre un cas assez rare de guérison. Il était très à craindre que le malade qui en fait le sujet ne succombât à la grande suppuration déterminée par le séjour de l'épiploon au dehors de la cavité abdominale. On vit en effet des accidents intestinaux graves se déclarer à plusieurs reprises : une première fois, lorsque la masse épiploïque entra en suppuration; et la seconde fois, lorsque la suppuration fut devenue très-considérable.

Mais si le séjour au dehors d'une quantité énorme de l'épiploon est un accident très-grave, il n'en peut être de même lorsque cet organe n'a qu'une faible portion au dehors de l'anneau; et ne pourrait-on pas plus souvent mettre à profit cette circonstance, pour arriver, dans certains cas, à la cure radicale des hernies? On voit, dans cette 6e observation, que la cure a eu lieu parce qu'une partie de l'épiploon resté dans l'anneau a contracté des adhérences avec ce canal et a rempli l'office d'un bouchon qui ne pouvait plus se déplacer.

SEPTIÈME OBSERVATION.

ABLATION DU SECOND MÉTACARPIEN, SURMONTÉ D'UNE TUMEUR OSTÉO-SARCOMATEUSE.

SOMMAIRE.

Garotelle, âgé de 20 ans, porte à la main droite une tumeur ostéo-sarcomateuse située sur le second métacarpien. L'extirpation de la tumeur, du métacarpien et du doigt indicateur est pratiquée ; deux atteintes de pourriture d'hôpital entravent la guérison, qui, cependant, a lieu. Garotelle conserve tous les mouvements de la main.

Garotelle (Jean), né à Nancy, âgé de 20 ans, domestique, entre à la clinique chirurgicale le 28 décembre 1836.

La main droite de cet individu présente une tumeur remarquable située sur la face dorsale du second métacarpien. Elle a deux pouces quatre lignes de largeur, deux pouces dix lignes d'avant en arrière, deux pouces de hauteur, en prenant la mesure de la commissure des doigts indicateur et médius. On sent le métacarpien élargi et défiguré à la face palmaire, de telle sorte que l'intervalle qui se trouve ordinairement entre le premier et le second métacarpien est rempli par cet augmentation de volume de l'os. On croit reconnaître que sa tête est saine. La tumeur paraît de consistance éburnée ; la peau qui la recouvre, quoiqu'un peu amincie, a une coloration normale. Le doigt indicateur a conservé son mouvement de flexion, mais son extension ne peut avoir lieu sans l'extension simultanée des doigts voisins. Ce même doigt est aussi déjeté de manière que sa face dorsale est devenue un peu externe. (Main en supination.) Son tendon extenseur est déjeté aussi légèrement en dehors.

En rassemblant les souvenirs du malade, on apprend que cette tumeur date de quinze ans, et qu'elle a constamment grossi sans douleur, mais apportant au travail une difficulté de plus en plus grande.

Le métacarpien était trop altéré pour qu'on pût espérer enlever la tumeur seulement, quoique l'idée de conserver le doigt indicateur fût séduisante. On s'arrêta donc à l'ablation totale du métacarpien et du doigt indicateur. Cette opération fut pratiquée le 12 janvier 1837. Je vais décrire le procédé que je suivis.

Un aide, placé derrière le malade assis, comprime l'artère brachiale; un second aide, placé à côté du malade et faisant face à l'opérateur, s'empare du pouce et des trois derniers doigts de la main du malade en les écartant du doigt indicateur; il a la précaution de tendre les téguments et de maintenir la main en pronation.

Le chirurgien, de sa main gauche, saisit le doigt indicateur et, de la droite, prend un bistouri en première position.

Une première incision est commencée un peu au-delà du côté externe de la tête du second métacarpien; elle suit cet os, contourne la tumeur et se termine à la commissure de l'indicateur avec le médius.

Une seconde incision, partie du même point que la première, contourne l'os et la tumeur à son côté interne, et finit à la commissure du pouce avec l'indicateur.

Ces deux incisions intéressent la peau seulement. Le bistouri est glissé sous le tendon extenseur de l'indicateur et le coupe.

Le bistouri, ayant son tranchant tourné vers l'opérateur, est enfoncé dans le second espace inter-osseux, de gauche à droite, pour que sa pointe vienne percer la paume de la main sur une ligne qui partagerait le métacarpien en deux parties, dans sa plus grande longueur. Le bistouri, ramené en avant, coupe les muscles et la peau de la paume de la main jusqu'à la commissure de l'indicateur avec le médius.

L'opérateur enfonce de nouveau le bistouri dans le premier espace inter-osseux, mais cette fois, de droite à gauche, pour que sa pointe vienne passer par la section opérée dans la paume de la main; puis, rasant l'os, le bistouri sort par la commissure du pouce avec l'indicateur. Ces trois incisions représentent la coupe d'un triangle dont la base serait en haut, et le sommet dans l'unique incision palmaire.

Le métacarpien étant libre d'adhérences musculaires, la peau qui recouvre sa tête est déjetée à droite et à gauche, et on coupe les ligaments qui unissent le trapèze et le trapézoïde au métacarpien, et les métacarpiens entre eux. Alors seulement l'articulation est ouverte; on luxe en partie le métacarpien en tirant, en divers sens, sur le doigt indicateur. Les ligaments palmaires sont coupés ; et le doigt indicateur, la tumeur et le second métacarpien sont extirpés.

Deux artères sont liées ; les fils des ligatures sont coupés près des nœuds ; le pouce est rapproché du médius. Comme la paume de la main n'a pas éprouvé de perte de substance, les deux lèvres de l'incision palmaire sont facilement rapprochées. Il n'en est pas de même à la face dorsale, qui a perdu un pouce onze lignes de sa surface. La réunion est cependant obtenue, surtout au moyen de quatre épingles, dont deux placées près de la commissure et les deux autres sur la face dorsale. La suture entortillée est pratiquée, et des bandelettes de diachylon appliquées.

Le malade perdit à peine du sang, et retourna à pied dans son lit, quoique la distance à parcourir fût fort grande.

EXAMEN DE LA TUMEUR SUPPORTÉE PAR LE MÉTACARPIEN.

Les téguments sont parfaitement sains ; la configuration de la tumeur est un peu différente de celle qu'elle présentait avant l'opération ; une forte enveloppe fibreuse l'entoure. On enlève avec la scie une tranche de la tumeur qui se trouve être une dégénérescence ostéo-sarcomateuse de la tête et du corps du second métacarpien. (La tumeur est conservée dans l'alcool.)

Le malade, à peine entré au lit, éprouve une douleur assez vive à la main. (Diète, julep anodin (bis) ; tourniquet placé autour du bras, pour être au besoin serré pendant la nuit.)

Le 13 janvier, lendemain de l'opération, la douleur est moins vive ; mais le soir il survient de la fièvre, à laquelle s'ajoutent pendant la nuit de la céphalalgie et des élancements dans la main.

14. Après une saignée de dix-huit onces, le malade est soulagé ; le mouvement de réaction qui semblait devoir être violent, vu l'état parfait de santé de Garotelle avant l'opération, se modère.

15. On détache quelques pièces d'appareil.

16. L'appareil est enlevé entièrement, les fils qui forment la suture sont coupés, on retire deux épingles qui ont fendu la peau, et on renouvelle les bandelettes de diachylon. (Bouillon.)

17. Les deux dernières épingles sont retirées ; la plaie de la paume de la main est cicatrisée, mais celle de la partie dorsale offre un aspect différent. La peau s'est réunie en quelques endroits ; la commissure s'est formée, mais sous la peau réunie se montre un intervalle profond, formé par l'absence de l'os. (Soupe, pansement avec de la charpie couverte de cérat.)

20. La fièvre a cessé. On n'applique plus de bandelettes agglutinatives, dans la crainte que la commissure entre le pouce et le doigt médius soit trop peu étendue. La plaie est rose et donne un pus de bonne qualité. (Laitage.)

21. On observe que l'avant-bras, le poignet et le carpe se gonflent un peu. Les mouvements occasionnent de la douleur au malade ; froid aux extrémités ; inappétence. (Diète, bandage roulé autour de l'avant-bras, pour pré-

venir les fusées purulentes.) L'indisposition cède au traitement.

23. Le pansement se fait à sec, pour mieux absorber le pus. Le même jour, le malade se plaint de douleurs excessives qu'il rapporte à l'articulation qui a été ouverte : la douleur est assez violente pour lui faire verser des larmes. En même temps, nul appétit, légère sueur, léger mouvement fébrile, froid des extrémités.

29. Les mêmes symptômes existent, mais la main présente une autre ordre de phénomènes. La plaie est comblée par une couenne ressemblant à du lard mal cuit, recouverte de pus concreté ; les linges du pansement sont imbibés de sérosité ; en un mot on reconnaît la pourriture d'hôpital.

Cette complication est combattue par une fomentation vinaigrée, appliquée deux fois dans les vingt-quatre heures sur la main. Le malade est placé dans une autre partie de la salle ; on lui donne le quart de portion. L'application de la fomentation cause de la douleur une demi-heure environ chaque fois ; mais dans l'intervalle des pansements le malade ne souffre point et peut dormir.

3 février. La pourriture a disparu, mais on s'aperçoit, près du poignet, à la face palmaire, que la peau est soulevée fortement ; on sent la fluctuation. Une incision d'un demi-pouce donne issue à un pus bien lié, en grande quantité et un peu fétide.

4. La plaie de la paume de la main, cicatrisée depuis dix-neuf jours, est rouverte, et la pourriture d'hôpital s'y montre dans l'étendue de quelques lignes. Le malade

ressent une douleur vive à la main. On sent, à côté de l'abcès ouvert, un foyer purulent communiquant avec lui. La pourriture est combattue dans son nouveau siége par la fomentation vinaigrée.

5. La pourriture a disparu à la paume de la main, mais elle s'est montrée de nouveau à la face dorsale. En même temps l'avant-bras est tuméfié, le carpe engorgé; les tissus ont une teinte blafarde; l'abcès qui a été ouvert verse un pus ichoreux, ses bords sont décollés, imbibés de liquide blanc et prêts à se détruire.

Cependant nulle douleur d'estomac ou d'intestin; langue humide et un peu rouge, selles naturelles.

10 février. La plaie, atteinte de pourriture d'hôpital, a un aspect plus satisfaisant; la couche couenneuse s'amincit de plus en plus; des bourgeons rosés apparaissent, et le pansement avec le vinaigre devient plus douloureux.

15. La cicatrisation s'opère; mais une légère couche blanchâtre atteste la facilité qu'aurait à se reproduire la pourriture d'hôpital. La plaie de la paume de la main et l'ouverture de l'abcès se cicatrisent; le malade se lève. (La demi-portion d'aliments et de vin.)

19. La pourriture se montre dans un coin de la plaie; elle disparaît le lendemain.

25. La fomentation vinaigrée n'est plus appliquée qu'une seule fois dans la journée.

1er mars. La fatale complication a disparu; on voit qu'une grande portion de la première cicatrice a été détruite; la plaie s'irrite par l'emploi continué du vinaigre. (Fomentation émolliente bis.)

15. Les plaies sont complètement cicatrisées ; on applique un simple bandage roulé. Les mouvements du poignet et des doigts sont nuls à cette époque. Dans le mois de mai, le malade commence à se servir de sa main pour manger ; sa santé générale est parfaite. Enfin, Garotelle sort de l'hôpital le 5 juillet. A cette époque il avait complètement récupéré les mouvements des doigts et pouvait travailler. On observait, dans la paume de la main, une trace linéaire de l'incision ; à la surface dorsale une cicatrice large en quelques endroits de près d'un pouce.

RÉFLEXIONS.

L'ablation partielle des métacarpiens entraîne bien moins de danger qu'on ne le croit communément. Cette opération, il est vrai, présente ses difficultés ; mais quels immenses avantages n'en retire-t-on pas? Prenons pour exemple le sujet de cette observation : une tumeur énorme ostéo-sarcomateuse existe sur la main ; elle ne peut tarder à s'ulcérer, si l'art n'en débarrasse le malade. L'amputation du poignet peut arrêter le danger toujours croissant ; mais quel remède, qu'une opération qui prive un individu d'un membre nécessaire à sa subsistance! L'ablation du métacarpien non seulement enlève la maladie, mais conserve la main de telle sorte, qu'après un certain laps de temps, tous ses mouvements existent comme avant l'opération. Je puis le dire aussi, tous les cas qui commanderont l'ablation d'un métacarpien ne seront pas toujours aussi graves que le nôtre. La guérison devra être plus rapide, car la pourriture d'hôpital, cette malheureuse complication qui vint retarder et détruire la cicatrice à demi-formée, existera rarement.

Je crois que le procédé opératoire que j'ai employé est le plus convenable. Le type de ce procédé appartient à M. Gairal, aide-major au 12e dragons, et a été consigné dans le tome troisième du *Journal Hebdomadaire* (1835.)

J'avais espéré pouvoir faire reproduire la main actuelle de l'opéré, mais je n'ai pu parvenir à suivre ses traces.

HUITIÈME OBSERVATION.

ABCÈS DANS LES MUSCLES ABDOMINAUX, PAR CAUSE TRAUMATIQUE.

SOMMAIRE.

Plaie déchirée du scrotum par un échalas qui pénétra entra les muscles abdominaux et le péritoine ; abcès consécutif dans la paroi abdominale ; ouverture de l'abcès ; on en retire, à quelques jours de distance, un large morceau de toile, puis un morceau de drap que le corps vulnérant avait arrachés au pantalon et entraînés entre les muscles.

Le 23 octobre 1836, le nommé Leroy, jardinier, âgé de 21 ans, raccommodant un treillage adossé à un mur, tombe et rencontre un échalas de vigne qui le blesse. Tout étourdi qu'il est de cette chute, il peut néanmoins repasser au-dessus du mur. L'accident arrive deux heures après midi, et le malade, apporté à l'hôpital, est examiné à six heures du soir.

Leroy est d'une bonne constitution et d'une bonne santé. On trouve au côté gauche du scrotum une plaie frangée fort irrégulière, laissant passer le testicule gauche contenu dans ses enveloppes. Cet organe se réduit facilement. Le doigt porté dans la plaie cause beaucoup de douleur, et ne reconnaît qu'un cul-de-sac peu profond. Le ventre présente, à sa partie inférieure gauche, sur la même ligne que celle de la plaie du scrotum, une flaccidité des téguments qui ne se trouve pas du côté droit. Sous ces mêmes téguments on sent un corps dur paraîssant avoir un pouce carré, et placé assez superficiellement; autour de ce corps se rencontre le son humorique. Le malade interrogé, répond qu'il n'a pas examiné l'échalas, qu'il ne sait s'il s'est rompu, qu'il ne croit pas que ce corps vulnérant soit entré dans le ventre, et qu'il n'a senti dans l'abdomen aucune sensation d'un liquide chaud. Le pouls est petit, le malade a froid et éprouve un besoin fréquent d'uriner.

Le diagnostic porté immédiatement fut qu'un corps étranger avait fendu le scrotum, pénétré entre les muscles abdominaux à quatre pouces au-dessus du pubis et qu'une portion du corps étranger était restée dans la plaie. (Le malade est saigné jusqu'à syncope; trois livres de sang sont tirées. La plaie du scrotum n'est pas réunie. Fomentation émolliente sur le ventre.)

24. Le malade a passé une bonne nuit, mais la douleur se réveille au matin; on peut à peine toucher le ventre; le corps dur senti la veille est très-difficile à reconnaître; le plessimètre donne un son tympanique. Le visage du malade est coloré; le pouls cependant est normal. (Bouillon, tisane de guimauve.) Le soir la douleur du ventre a encore augmenté; il y a de la céphalalgie; le pouls s'accélère, mais se laisse facilement déprimer.

25. Nuit mauvaise; douleur suraigue au ventre, se prolongeant sur les fausses côtes gauches. Sur l'abdomen se dessine une large protubérance oblongue, ayant trois

pouces dans son plus grand diamètre, et située au lieu même où le premier jour un corps dur avait été senti. Cette protubérance semble recéler un liquide : elle donne un son mat en percutant superficiellement, et un son tympanique quand la percussion est plus forte. La céphalalgie a cessé, mais le moral du malade est affecté; le pouls est fréquent, la peau chaude. (Diète, dix sangsues sur le ventre, fomentation émolliente, lavements émollients.)

26, 27, 28. La douleur du ventre devient moindre; la tumeur abdominale devient fluctuante, rougit; le pouls offre successivement quatre-vingt-dix-huit pulsations, puis quatre-vingt-quatorze, quatre-vingts.

29. Nuit mauvaise. Pouls, cent pulsations par minute; tumeur plus étendue, plus rouge au pourtour, offrant à son point le plus élevé une teinte blanchâtre, semblant annoncer l'amincissement de la peau; douleur très-vive.

On se décide à ouvrir l'abcès. Après avoir coupé la peau, qui se trouve encore fort épaisse, on coupe le tissu cellulaire lame par lame. Il ne sort que du sang par suite de cette section. Le plessimètre appliqué sur l'incision, qui a un pouce de long, fait entendre le bruit tympanique beaucoup plus clair que partout ailleurs. Par prudence on renonce à toute incision profonde, et on pense que le pus se fera jour plus facilement. (Bouillon, fomentation émolliente, lavement.)

30. Le matin, en enlevant l'appareil, on entend un sifflement produit par des gaz qui s'échappent. On aperçoit au fond de l'incision faite à la peau, une ouver-

ture d'une demi-ligne d'étendue, par laquelle s'échappent les gaz, en formant un peu d'écume avec le liquide environnant. Les gaz ont tout-à-fait l'odeur stercorale. Le pouls donne quatre-vingt-quatorze pulsations.

Au pansement du soir, il s'échappe, par l'ouverture un peu agrandie, deux verrées et demie d'un pus noirâtre extrêmement fétide. Le malade se sent soulagé ; cependant il est dans une anxiété horrible.

31. La nuit est bonne ; le pus offre toujours la même apparence ; le pouls est tombé à soixante ; le malade n'a plus de douleur et reprend de l'espoir.

2 novembre. Pouls naturel ; la tumeur s'est étendue jusqu'à la ligne blanche.

3. L'appareil est inondé de pus ; près de la ligne blanche se trouve une ouverture longue de trois lignes, laissant échapper un pus blanc. L'ouverture primitive ne donne plus rien ; le malade est fatigué de la constipation. (Soupe, tisane de guimauve, lavements à volonté.)

5. Au pansement du matin, l'ouverture primitive laisse échapper quelques gaz, et on voit sortir un fil de la plaie. Ce fil est tiré avec précaution, et peu à peu on attire, par une ouverture de quatre lignes, un morceau de toile grossière et noircie, de deux pouces et demi carrés. Les vêtements du malade représentés, on trouve que ce morceau de toile est fourni aux dépens de la doublure du pantalon, qui se trouve en très-mauvais état.

6 au 13. Le blessé est dans un état satisfaisant. Il éprouve peu de douleur ; ses nuits sont bonnes ; son

appétit revient ; la suppuration est moindre et de meilleure qualité. (Quart de portion.)

13. Dans la nuit, le malade a éprouvé quelques coliques ; il y a un peu de dévoiement. On sent, dans le bas de l'abdomen, à un pouce environ de l'ouverture la plus inférieure, un corps dur ; le malade permet difficilement qu'on touche ce point, à cause de la douleur qu'on lui occasionne. (Bouillon, lavement émollient, tisane d'orge.)

14, 15. Le point où l'on avait senti un corps dur est mou ; il semble qu'une troisième ouverture veuille se faire encore. Ce point offre de la fluctuation et se trouve seul douloureux. (Soupe, lavement.)

16, 17. Sous les fausses côtes du côté gauche, le malade ressent une douleur assez vive ; la peau de cette région et tendue ; le plessimètre donne un son mat.

20. La douleur et la matité disparaissent à la région des fausses côtes. (Quart.)

21. L'abcès est distendu ; à son ouverture supérieure se présente un corps noir ; on le saisit d'abord par petites portions, au moyen des pinces à pansement ; et, enfin, on retire un morceau de drap d'un pouce carré. Immédiatement après, il s'écoule une énorme quantité de pus, et l'abcès se vide entièrement.

22 au 25. Le blessé va bien ; il dort, a de l'appétit ; la suppuration diminue. La place du scrotum est presqu'entièrement cicatrisée.

31. La plaie du scrotum et la plaie la plus inférieure de l'abcès sont fermées. (La demi-portion.)

8 décembre. La plaie supérieure de l'abcès ne donne

que quelques gouttes de sérosité; on sent, au-dessous des téguments, le tissu cellulaire durci et cailleux.

12 décembre. Le blessé sort de l'hôpital entièrement guéri, cinquante-deux jours après y être entré.

RÉFLEXIONS.

Plusieurs circonstances du fait qui vient d'être relaté commandent l'attention. La première est l'incertitude qui régna le jour de l'admission du malade, pour savoir si l'échalas avait ou non pénétré plus loin que l'anneau inguinal. On trouvait, à la vérité, un groupe de symptômes qui pouvaient faire pencher pour l'affirmative; mais l'allégation du blessé, qui ne croyait pas que le corps vulnérant eût pénétré profondément, pouvait, jusqu'à un certain point, contrebalancer cette idée; et ce n'est, pour ainsi dire, qu'au plessimètre que fût due la justesse du diagnostic porté immédiatement après le premier examen. Le secours fourni par le plessimètre s'étendit beaucoup plus loin: c'est à lui en partie que l'on obtint la certitude d'une collection purulente dans la paroi abdominale. Si, lors de l'ouverture de l'abcès, la percussion, en indiquant le bruit tympanique, empêcha que cette ouverture fût complète, il n'en est pas moins vrai que le plessimètre avait parfaitement indiqué l'état des fluides dans l'abcès; d'abord une couche de gaz, puis une couche de liquide. Le son tympanique fit croire à la proximité de l'intestin; mais cette erreur ne porta aucun préjudice au malade, puisqu'une ouverture se fit le lendemain spontanément. La présence de morceaux de drap et de toile est aussi une circonstance peu ordinaire, qui assimile la plaie dont nous parlons à celle produite par un coup de feu.

Trois livres de sang furent tirées au malade, lors de son entrée à l'hôpital, et le surlendemain dix sangsues furent appliquées. Si les organes abdominaux ne s'enflammèrent pas après un accident aussi grave, nous pouvons, je pense, attribuer cet heureux résultat à la sévérité du régime antiphlogistique.

NEUVIÈME OBSERVATION.

ACCIDENTS NOMBREUX ET GRAVES OBSERVÉS SUR LE MÊME INDIVIDU.

SOMMAIRE.

Fracture simple des os propres du nez, de l'os maxillaire inférieur; écartement des os maxillaires supérieurs et palatins dans leur suture médiane; enfoncement du côté gauche de la face; luxation de l'extrémité sternale de la clavicule gauche; fracture comminutive de l'extrémité inférieure de l'humérus droit, s'étendant jusque dans l'articulation huméro-cubitale; fracture extrêmement oblique des deux os de la jambe gauche, avec saillie au dehors du fragment supérieur. Le malade sort de l'hôpital cent vingt jours après l'accident, conservant un trajet sinueux à la jambe gauche.

Marchal, charpentier, âgé de 21 ans, fait une chute d'un second étage. Apporté à l'hôpital aussitôt après l'accident (1er juin 1837), il présente l'état suivant :

Fracture simple des os propres du nez; ébranlement des dents incisives aux deux bords alvéolaires; écartement d'environ quatre lignes des os maxillaires supérieurs et palatins dans leur suture médiane; enfoncement de tout le côté gauche de la face, sans altération des parties molles; luxation en avant de l'extrémité sternale de la clavicule gauche; fracture comminutive de l'extrémité inférieure de l'humérus droit, s'étendant jusque dans l'articulation, avec attrition et déchirure des téguments; fracture très-oblique des deux os de la jambe gauche, dans la réunion du tiers supérieur avec les deux tiers inférieurs; le fragment supérieur fait, au dehors, une saillie qui a dilacéré la peau sur plusieurs de ses points. Malgré la gravité de ces lésions et la violence de la chute, aucun symptôme de commotion cérébrale ne s'est manifesté, et le malade conserve toute l'intégrité de ses facultés intellectuelles. Ce sont moins les dégâts qu'ont éprouvées la face et la clavicule que la fracture du bras et celle de la jambe qui fixent notre attention. Mon père propose sur-le-champ l'amputation du bras, mais le malade s'y refuse; l'indication qui se présente alors est de réduire les fractures et de prévenir l'inflammation. En conséquence, on introduit, sous les os du nez, les branches réunies des pinces à anneaux; on les soulève avec la main droite, tandis qu'avec la gauche on assure l'exacte coaptation des parties, et on abandonne la fracture à elle-même. On cherche à rapprocher les os maxillaires, supérieurs et palatins, par des pressions latérales et par des ligatures placées sur les dents incisives supérieures; mais comme celles-ci ont éprouvé un ébranlement trop considérable, elles ne tardent pas à tomber. La luxation de la clavicule est combattue seulement par la position horizontale, le bras étant rapproché du corps. La jambe gauche est placée dans l'appareil à bandelettes séparées de Scultet. Quant à la fracture de l'humérus, on lui oppose le traitement le plus simple. Ainsi, le membre, entouré de compresses imbibées d'une fomentation émolliente, est placé dans une demi-flexion et repose sur un coussin incliné, de telle sorte que le sang des artères du membre ne monte pas facilement vers la main. (Diète, tisane de guimauve, gargarisme émollient, un grain d'opium.)

Ces soins, continués avec persévérance jusqu'au 6 juin, n'empêchèrent pas la jambe et le bras de se tuméfier. Sécheresse de la peau; accélération du pouls; insomnie; gêne de la parole et de la déglutition; appétit cependant. (Même prescription.)

7, 8. Diminution du gonflement; pus sanieux et abondant à la jambe et au bras; vive douleur dans la bouche; persistance de l'accélération du pouls.

9, 10. Nul changement dans l'état du bras et de la jambe; sommeil de quelques heures; pouls petit et concentré; peau sèche; légère ulcération de la langue, produite par une trop grande saillie de la seconde grosse molaire; la parole et la déglutition sont plus faciles; le resserrement de la suture inter-maxillaire semble s'effectuer. (Semoule, gargarisme émollient, lavement, tisane de guimauve.)

11. En examinant la mâchoire inférieure, on reconnaît, près de la symphyse, une fracture verticale et sans aucun déplacement; la crépitation qu'on excite ne laisse aucun doute sur cet accident. La suppuration du bras est plus abondante et moins ichoreuse. Celle de la jambe n'a subi aucune modification; l'extrémité supérieure du fragment inférieur du tibia est dénudée.

Insomnie, accélération du pouls, peau sèche; appétit conservé; défécation pénible. (On applique une fronde pour maintenir la fracture de l'os maxillaire inférieur.)

13. On sent à la partie externe du bras une portion de fragment qui fait saillie sous la peau ; on empêche que celle-ci soit perforée en élevant davantage l'avant-bras.

20. Le pouls perd de sa fréquence ; le sommeil revient. Cependant la peau est toujours sèche ; la suppuration de la jambe est de meilleure qualité.

22. Le gonflement du bras a disparu, ce qui permet de sentir plusieurs esquilles. On exerce sur le pied de légères tractions, pour empêcher le trop grand chevauchement des fragments.

23 juin au 2 juillet. Les téguments de la partie interne de la jambe sont décollés dans une grande étendue. En exerçant une pression sur ces parties, on fait sortir par la plaie de la jambe un pus de bonne nature. Le bras est dans le meilleur état possible ; la suppuration est peu abondante. L'état général est toujours excellent ; le malade mange le quart, et les évacuations alvines sont entretenues au moyen de lavements.

3 juillet. On retire du bras trois esquilles de volumes différents, appartenant à la partie inférieure et interne de l'humérus. Quelques autres esquilles ne peuvent être extraites à cause de leur adhérence. La consolidation commence à s'effectuer. L'état de la fracture de la jambe n'est pas aussi satisfaisant, car les extrémités osseuses ne sont point en rapport, le fragment supérieur tendant à percer les téguments, en se dirigeant vers la partie interne du membre ; et le fragment inférieur dénudé de son périoste, dans l'étendue de cinq lignes, suivant une direction opposée. Cependant les chairs sont rouges, le

pus est de bonne nature, et il n'y a pas d'engorgement de la jambe. A cette époque, les fractures des os propres du nez et de l'os maxillaire inférieur sont consolidées sans difformité. La réunion de la suture de la voûte palatine est effectuée complètement, mais l'os maxillaire supérieur du côté gauche a conservé une légère dépression. Le malade n'est gêné ni dans la parole ni dans la déglutition. La luxation de la clavicule est presque complètement réduite; l'extrémité sternale de cet os fait une légère saillie; le sommeil est complètement revenu; le pouls est naturel; la peau n'offre plus de sécheresse.

14. Insomnie, perte d'appétit, nausées, pesanteur d'estomac, coliques; quatre vomissements d'une matière verdâtre; deux selles solides. Le malade rapporte ce trouble dans les fonctions digestives au dégoût causé par certains aliments. Du reste, la langue est épanouie et sans rougeur, le pouls est naturel, la peau n'est pas sèche. (Bouillon, tisane d'orge.)

15. Le malade a passé une mauvaise nuit; l'inappétence et les coliques persistent, le pouls donne le soir quatre-vingt-quinze pulsations. (Bouillon.)

16. La nuit a été bonne, les coliques ont disparu, l'appétit est revenu, le poul a perdu sa fréquence. (Soupe.)

18. Le malade est rétabli de son indisposition; on lui rend peu à peu son alimentation ordinaire.

1er août. On retire, par la plaie située à la région antérieure et interne du bras, une esquille longue de dix-huit lignes, appartenant à la face antérieure du condyle de l'humérus. La consolidation de la jambe est complète;

mais il reste encore quelques lignes de tibia qui devront s'exfolier. Les téguments du talon se sont ulcérés.

14 septembre. La plaie du bras et l'ulcération du talon sont cicatrisées.

28 septembre. Le malade sort de l'hôpital, cent vingt jours après son entrée, marchant facilement; mais la jambe a conservé un trajet sinueux.

RÉFLEXIONS.

Peu de blessés, je crois, ont présenté un aussi grand nombre d'accidents réunis que notre malade, et la guérison, il faut le dire, fut presque inespérée. Il fallait, pour que le malade guérît, que ces fractures multiples arrivassent chez un individu à système nerveux, peu irritable, comme l'était celui de Marchal. En effet, ces délabrements si compliqués n'amenèrent pas de vive réaction; et il ne semblait pas que les parties siéges des accidents fussent liées entre elles. Chaque fracture se consolida comme si elle eût existé seule. Il faut aussi remarquer que le cerveau, heureusement, avait été mis à l'abri de toute atteinte, par la décomposition au moyen des fractures de la force vulnérante. Le régime sévère qui fut suivi ne contribua pas peu à la guérison, qui eût été sans entraves si, dans le cours de la maladie, le blessé, qui avait toujours conservé de l'appétit, n'eût fait une infraction aux prescriptions alimentaires.

Je regarde ce cas comme un cas de guérison complète; car le trajet sinueux n'était dû qu'à une portion d'os qui s'exfoliait, et le malade ne sortait de l'hôpital que pour aller respirer l'air des Vosges.

DIXIÈME OBSERVATION.

ANUS ACCIDENTEL GUÉRI PAR LA PINCE ENTÉROTOME DE DUPUYTREN.

SOMMAIRE.

Hernie crurale étranglée. Opération (1) ; par suite d'une fausse appréciation des parties, l'intestin est piqué ; on le retient au dehors au moyen d'un fil placé dans le mésentère. Les selles ne se rétablissent pas. Trois jours après l'opération, l'intestin resté au dehors est fendu largement, et l'on s'assure que l'étranglement est levé ; les selles ont lieu le quatrième jour, mais seulement par l'anus accidentel. Douze jours après l'établissement de cette ouverture anormale, on reconnaît, au moyen de sondes, les deux bouts de l'intestin, et on tente, mais sans succès, de dilater le bout anal au moyen d'éponges préparées. Après cinq tentatives de ce genre on a recours aux emplâtres adhésifs pour obturer la plaie extérieure ; ce moyen a un résultat négatif ; on se décide enfin à appliquer la pince entérotome de Dupuytren. Cette pince est appliquée cinq jours consécutifs ; elle tombe, comprenant entre ses branches dix-huit lignes de longueur de tuniques intestinales. Le lendemain de la chute de l'instrument les selles se rétablissent ; l'anus anormal se ferme peu à peu, et la malade sort de l'hôpital conservant seulement une petite plaie d'une ligne d'étendue, laissant suinter quelques gouttes d'un liquide complètement inodore.

Grosjean (Marie), née à Rochesson (Vosges), âgée de 34 ans, cuisinière, portait à l'aîne gauche une hernie, maintenue depuis trois ans par un mauvais ban-

(1) Marie Grosjean, qui fait le sujet de cette observation, fut opérée en ville, chez madame la comtesse de L...., où elle était cuisinière ; mais ayant été transportée à l'hôpital lors de l'application de la pince entérotome, je regarde son observation comme étant du domaine de notre clinique chirurgicale.

dage. La constitution de Marie était assez bonne, mais son estomac se trouvait presque constamment le siége de douleurs. La hernie qui, une fois déjà, avait été irréductible pendant vingt-quatre heures, le devint de nouveau le 17 mars 1838, à six heures du matin. Examinée à sept heures du soir, la malade présenta, au-dessous de l'arcade crurale, une tumeur marronnée du volume d'une noix. Le taxis, longtemps continué, ne put déterminer le moindre déplacement. (Diète, lavements émollients, topiques de même nature sur le ventre, limonade.)

18. La nuit fut mauvaise, aucune selle n'eut lieu, quelques vomissements bilieux arrivèrent; le ventre, cependant, se conservant souple, et le pouls naturel. Le taxis, tenté de nouveau, n'eut aucun résultat. (Bain de cinq quarts d'heure; lavements émollients suivis d'un lavement avec demi-once de séné.)

19. Même état que le jour précédent, et de plus, ballonnement du ventre. On se décide à pratiquer immédiatement l'opération du débridement. Après l'incision des téguments, perpendiculaire à l'arcade crurale, on avance avec précaution sur un feuillet aponévrotique présentant l'aspect du sac herniaire. Ce prétendu sac incisé est rabattu avec peine sur les côtés; mais une sonde cannelée ne peut passer sous l'arcade crurale. Après un grand nombre de tentatives, la sonde chemine un peu et l'arcade est incisée légèrement; l'intestin ne peut rentrer et ne diminue nullement de volume. Dans la persuasion que des adhérences intimes unissent

l'intestin au sac, et que, dans le cas où l'arcade serait incisée, l'étranglement par le sac subsisterait, on se décide, après de nouvelles et nombreuses tentatives, à fendre l'intestin pour opérer le débridement par son intérieur. Cette grave détermination étant prise, le bistouri est porté sur ce qu'on prend pour l'intestin; et, une petite ponction étant pratiquée, il en sort une bouillie noirâtre. L'instrument, reporté pour l'agrandissement de l'incision, pénètre plus profondément, et immédiatement un jet de liquide blanc s'échappe, sans se mêler à la bouillie noire. Il est évident que deux cavités ont été ouvertes, et que ce qu'on avait pris pour l'intestin n'était, en réalité, que le sac herniaire. La résolution prise de fendre l'intestin est dès lors abandonnée. Le véritable sac herniaire est ouvert largement; le peu de sérosité qu'il contenait s'écoule, mais on éprouve une difficulté extrême pour introduire sous l'arcade une sonde cannelée. On a une peine plus grande encore à introduire le bistouri boutonné. Le débridement cependant est opéré; on s'en assure en attirant, au dehors, une anse intestinale dont la coloration est bien moins foncée que celle de l'intestin hernié. La piqûre faite à ce dernier, longue de deux lignes, laissant échapper un liquide blanc, on croit devoir passer un fil dans le mésantère pour retenir, au dehors, la portion blessée, puis le reste de l'anse intestinale est repoussé dans le ventre. Mais l'opération ne mit pas fin à tous les accidents; aucun liquide ou gaz ne s'échappa; les coliques continuèrent; le vomissement s'arrêta; mais il resta à la gorge une chaleur âcre, et des gaz furent rendus par la bouche. Quatre heures après l'opération, dans la crainte que la manière dont l'intestin était ployé ne fût un obstacle aux selles, j'enlevai l'appareil et réduisis encore une portion de l'intestin.

A cette époque, il y avait déjà des adhérences formées entre l'anse intestinal et les lèvres de la plaie. La piqûre était en partie obturée et laissait difficilement échapper des gaz ou des liquides.

J'avais trouvé des difficultés plus grandes dans la réduction de la portion blessée, et je n'insistai pas dans la crainte de n'être plus maître plus tard de l'intestin, qui pouvait être étranglé plus haut encore.

Cette réduction partielle n'apporta aucune modification dans l'état de la malade ; le pouls s'accéléra.

20 mars, lendemain de l'opération. La fièvre persiste, les coliques sont très-vives, des renvois ont lieu, ainsi que des vomissements constitués par les liquides ingérés. Les circonvolutions intestinales sont fortement dessinées; la plaie est lisse et n'a aucune odeur stercorale. L'intestin ne peut plus être circonscrit à cause des adhérences. On ne voit plus que la trace de la ponction faite à l'intestin, et on enlève du mésentère le fil qui y avait été placé. Le pansement est fait avec un linge fénetré enduit de cérat; on administre un lavement émollient qui est rendu avec quelques vents; dans la journée on prescrit une potion huileuse, à prendre par cuillerée, de deux heures en deux heures.

21. Les vomissements et les coliques continuent; les

circonvolutions intestinales sont excessivement développées ; le pouls est fréquent et faible. Quelques gaz s'échappent du tissu cellulaire de la plaie ; l'anse intestinale est fort tuméfiée. (Diète, lavements, quinze sangsues sur le ventre.) Une selle jaunâtre et dure est rendue après le lavement ; les règles paraissent.

22. Les vomissements n'ont plus lieu. Les circonvolutions intestinales présentent le même aspect ; les coliques persistent ; le ventre est sensible à la pression ; l'écoulement des règles a cessé. La portion d'intestin qui se trouve au dehors est toujours tendue ; la petite plaie ne peut laisser échapper aucune matière. Nous soupçonnons que l'anse intestinale est ployée de telle sorte, que les matières fécales ne peuvent décrire le circuit nécessaire pour qu'elles soient rendues par l'anus ; et qu'un étranglement persiste supérieurement à l'ouverture de l'anneau. Dans cette hypothèse nous fendons l'intestin dans l'étendue de six lignes, et une sonde de femme est introduite librement dans l'ouverture de l'anneau. Il est donc certain qu'un étranglement à l'anneau ne subsiste pas. Mais dans quelle portion de l'intestin a pénétré la sonde ? Est-ce dans le bout anal, ou dans le bout stomachal ? On ne peut le dire. (Tisane de guimauve édulcorée avec le sirop de violettes, topiques émollients sur le ventre.) L'écoulement des matières par la plaie n'a pas lieu et les vomissements persistent.

23. La nuit a été fort agitée ; il n'y a eu qu'un seul vomissement, mais nul écoulement par la plaie. Dans la matinée, les nausées et les coliques disparaissent ; le

pouls est toujours fréquent et faible ; une sueur froide couvre les extrémités. Dans la journée, la plaie laisse échapper beaucoup de matières stercorales ; la douleur de ventre disparaît alors, et le ballonnement est moindre.

24. Au moment du pansement, les pièces de l'appareil sont inondées de matières fécales ; l'énorme ballonnement du ventre à disparu ; la douleur a complètement cessé ; la malade est faible. Le cataplasme est supprimé ; on ajoute à l'eau d'orge quelques cuillerées de lait. Quelque nausées surviennent après l'ingestion du lait, mais cessent bientôt.

25 au 28. La quantité du lait est augmentée. Les douleurs disparaissent ; les matières fécales sont rendues en grande quantité ; le ballonnement du ventre a disparu complètement. Les téguments du sacrum s'ulcèrent, et on applique sur les plaies du linge cératé.

28. On remplace le lait par la semoule, et cet aliment est digéré facilement.

29. Le ventre devient douloureux à la pression, sans ballonnement ; le pouls est petit, et la malade est très-faible. La plaie est douloureuse à la suite du passage des matières fécales. On supprime la semoule, on donne trois bouillons, et on enduit le pourtour de la plaie avec du cérat opiacé.

Les jours suivants, la douleur causée par la plaie diminue, le pouls se relève, et la malade peut rester levée une heure sans éprouver de faiblesse.

1er avril. Une sonde de femme est introduite par la

plaie, et l'on tâche de trouver le bout inférieur de l'intestin. On ne peut y parvenir.

2. La même tentative est réiterée, mais cette fois au moyen de deux sondes très-fines. Avec une de ces sondes on soulève le bout supérieur, et avec l'autre on trouve le bout inférieur, qui forme avec le supérieur un angle fort aigu. Par suite du presque parallélisme des deux portions intestinales, on peut faire toucher une sonde par l'autre, à travers les tuniques de l'intestin.

4. Les deux bouts de l'intestin sont encore reconnus: l'un est jugé d'une largeur beaucoup moins grande que l'autre. On introduit dans le bout rétréci, qu'on juge être le bout anal, un morceau d'éponge préparée auquel est attaché un fil de plusieurs pieds. Ce fil disparaît en totalité dans la plaie dans le cours de la journée. La plaie devient très-douloureuse après ces tentatives. Le lendemain on introduit un morceau d'éponge, sans y attacher un fil.

6. Dans le bout que l'on croit être l'inférieur, une canule de seringue est placée, et une certaine quantité d'eau est poussée; mais le liquide ressort immédiatement. On croit en pouvoir conclure que l'eau avait été injectée dans le bout stomachal. En conséquence, on introduit dans le bout opposé un morceau d'éponge préparée. Le pourtour de la plaie donne ce jour-là une sensation de brûlure, et un ver lombric sort par la plaie.

7 et 8. Nouvelle introduction d'éponges; mais la dernière fois, l'éponge est chassée de la plaie au bout de deux heures, après de fortes coliques. La plaie est

moins douloureuse. Cette fois l'éponge évidemment avait été placée dans le bout supérieur.

10. On espère qu'en obturant la plaie on pourra faire écouler les matières fécales du bout stomachal dans le bout intestinal ; mais bientôt l'emplâtre est chassé avec violence.

11. Nouvelles tentatives. Cette fois l'emplâtre de diachylon est soutenu par un bandage contentif, et cette fois encore le résultat est le même. On se décide enfin à recourir à la pince entérotome de Dupuytren.

C'est le 14 avril que j'introduis la pince. La plaie, déjà fort retrécie à cette époque, est tiraillée et donne un peu de sang lors de cette introduction.

La malade, dans la journée, est prise de douleurs dans tout le ventre, de coliques, de hoquet; en même temps il y a fièvre, soif et inappétence complète.

15. La douleur de la cavité abdominale est calmée et n'existe que dans la portion intestinale pincée par l'instrument. Le hoquet disparaît; quelques coliques persistent; on perçoit facilement les battements de l'aorte abdominale; le pouls donne quatre-vingts pulsations; la soif est vive. (Potages, sirop de framboises.)

16. Le pouls est encore légèrement fébrile; la douleur du ventre ne se fait sentir que lorsque la pince est ébranlée. Le ventre est tellement souple que l'on sent, à travers ses parois, l'extrémité de l'entérotome, qui se trouve être enfoncé de deux pouces dans la cavité abdominale. Les matières coulent toujours complètement par l'anus accidentel.

17. La malade est transportée à l'hôpital St.-Charles, couchée sur un brancard. Le trajet est fort long; le transport a lieu par une température de quatre dégrés sus zéro, avec pluie et neige. Cependant la malade n'éprouve ni froid ni douleur, quoique la pince soit laissée en place. Le pouls devient un peu fébrile. On donne deux potages dans la journée; et quelques envies d'aller à la garde-robe se font sentir.

18. La malade a dormi deux heures dans la nuit. Elle est sans fièvre; le ventre est souple, sans douleur; la défécation semble devoir bientôt s'effectuer, au dire de la malade.

19. La pince entérotome tombe à sept heures du matin, deux heures avant la fin du cinquième jour de son application. Elle comprend, entre ses branches, dix-huit lignes de tuniques intestinales, sous forme d'une bande dont les bords sont minces et parcheminés, et le milieu épais, mou et noir. Cette bandelette varie aussi d'épaisseur; l'extrémité, qui correspond à l'éperon, est bien plus mince que l'autre. Quelques vents sont rendus par l'anus. (Le pansement est fait à plat, et on donne des potages pour aliments.) Dans la journée, des vents sortent par l'anus, et la plaie de l'aîne laisse échapper moitié moins de matières que d'ordinaire; la plaie elle-même est bien moins douloureuse.

20. Des vents s'échappent par l'anus; un lavement est rendu fortement coloré; la plaie ne donne qu'un quart des matières fécales qui s'échappaient primitivement; enfin une selle dure, accompagnée de coliques,

est rendue vers le soir. Pour la première fois, le bandage peut rester en place jusqu'au lendemain.

21. La plaie s'est beaucoup rétrécie et donne moitié moins de matières que la veille. On permet à la malade de se lever pour le moment où l'on fera son lit. (Lavement, laitage.)

22. La plaie ne donne rien; le bandage est à peine taché. La malade tousse beaucoup.

23. Le bandage est peu serré, et un léger écoulement a lieu par la plaie, mais il est supprimé en resserrant le bandage. Le ventre commence à se relever; les intestins se remplissent évidemment. La toux a cessé.

24. L'écoulement par la plaie est très-léger. La figure a repris de la coloration et un peu d'embonpoint. (Lavements tous les jours, semoules, panades.)

27. En examinant le lavement rendu, on retrouve les morceaux d'éponge et le fil introduits dans l'intestin avant l'application de la pince entérotome. La malade se lève un peu, mais elle a peine à marcher, à cause du froncis de la peau au pourtour de l'anus anormal.

28. Deux selles solides sont rendues; la malade marche plus facilement; elle mange un peu de pain, de viande et des légumes. La plaie ne donne qu'un suintement.

29, 30. La malade rend, chaque jour, une selle; mais les matières fécales recommencent à passer abondamment par la plaie; la peau environnante se dénude de son épiderme, rougit et cause une extrême douleur. On enduit la peau dénudée avec le cérat opiacé.

1er mai. La plaie donnant toujours beaucoup de matières, j'introduis un petit morceau de linge bourré avec la charpie, en imitant la compression de l'artère intercostale, dans le cas de plaie pénétrante de poitrine. Ce moyen réussit, les selles ont toujours lieu, et la plaie suinte à peine.

2 au 6. La malade va, tous les jours régulièrement, à la selle, quelquefois même sans y être sollicitée par un lavement.

7. La plaie donne des matières en assez grande abondance; la peau du pourtour rougit et cause de la douleur; le tampon est introduit de nouveau et réussit aussi bien que la première fois. La malade mange le quart complet de portion.

A partir du 8 mai, la défécation s'accomplit avec la plus grande régularité; l'écoulement de la plaie diminue; il est nul le 9 et le 10. Il recommence les jours suivants, pour se tarir complètement le 15 et le 16. On croit la malade guérie; elle fait des promenades en ville, assez longues, mais le suintement reparaît encore. On observe une presque périodicité dans l'augmentation ou la diminution du suintement, qui n'a aucune odeur stercorale. La plaie se resserre et n'a plus que deux lignes, le 24 mai. On applique un bandage herniaire qui est supporté assez bien.

1er juin. Dans l'espoir de voir l'écoulement se tarir complètement, on engage la malade à rester quelques jours au lit. Cette prévision est presque fondée, car à peine, dans l'intervalle de quatre à cinq jours, une petite compresse porte-t-elle les traces d'un écoulement grisâtre. La plaie se rétrécit encore et n'a plus qu'une ligne d'étendue.

9. On fait, avec le nitrate d'argent, deux cautérisations successives, qui n'ont pour résultat que d'agrandir la petite plaie momentanément.

13. Les règles paraîssent et coulent pendant deux jours. Je pense, vu la continuation du suintement, pincer, à l'aide d'un instrument, les deux lèvres de la petite plaie, pour obtenir sa cicatrisation. L'ouvrier chargé de la confection de l'intrument me le fait attendre, et la malade, impatientée, se regardant guérie, quitte de l'hôpital le 18 juin. La sérosité qui s'écoule de la plaie n'a aucune odeur stercorale; et tout porte à croire que sa cicatrisation complète ne se fera pas longtemps attendre.

RÉFLEXIONS.

J'ai donc la satisfaction de présenter un cas de guérison d'un anus anormal; de cette maladie qui, comme le dit Dupuytren, dangereuse et dégoutante tout à la fois, condamne ceux qu'elle atteint à vivre loin du monde, à charge à la Société ainsi qu'à eux-mêmes; qui les fait languir dans des infirmités repoussantes, et les fait souvent mourir dans un marasme affreux.

L'anus accidentel que nous avons combattu était d'un grand diamètre, et se trouvait dans des circonstances très-défavorables pour sa guérison. L'éperon intestinal était très-saillant; les deux bouts de l'intestin se rencontraient sous un angle très-aigu, et le bout anal était fort difficile à trouver. Quelques-uns des détails de cette observation sont d'autant plus intéressants qu'ils confirment certaines règles générales formulées par les auteurs, d'après un nombre assez grand d'observations du même genre. Mais revenons d'abord à l'opération même du débridement.

Voici les causes qui, selon moi, amenèrent l'erreur relative au sac herniaire. D'abord la lenteur avec laquelle les parties furent disséquées; ce qui fit croire qu'on avait cheminé bien plus avant. Ensuite le petit volume de la tumeur, qui ne permettait pas d'apercevoir les différences de structure, qui peuvent faire distinguer l'intestin de l'enveloppe herniaire; l'aponévrose, qui fut prise pour le sac, avait une surface noirâtre et striée. Puis la difficulté moins grande que d'ordinaire, pour détacher les feuillets aponévrotiques. Cependant, il est vrai de dire que la sérosité qui fut alors rencontrée n'était pas réunie en collection, mais épanchée entre les lames aponévrotiques.

Les suites de l'opération prouvèrent que, malgré sa piqûre, l'intestin eût pu sans danger rentrer en totalité dans la capacité abdominale. Mais, au moment de l'opération, le jet du liquide avait été assez considérable pour rendre réservé le praticien le plus expérimenté. La péritonique, que nous craignîmes de provoquer en rentrant l'intestin, ne put cependant être évitée, comme on l'a vu; et il est important de remarquer combien grande fut l'inertie des fibres intestinales, sous l'influence de cette péritonite. En effet, ce n'est qu'à cette complication que l'on peut rapporter le défaut d'évacuations, lorsqu'une sonde, introduite sous l'arcade curale, prouva l'absence d'un étranglement.

Je ne m'arrêterai pas sur la formation des adhérences qui s'établirent, quelques heures après l'opération, entre l'intestin et le tissu cellulaire environnant.

Dès que l'anus accidentel fut formé, on vit combien la diminution de longueur du canal intestinal rendait les digestions difficiles, et comme la non absorption du chyle fut rapidement suivie de la maigreur du sujet. Il fut également évident que la marche des matières dans l'intestin était accélérée à cause du point fixe pris à la plaie par l'intestin et le mésentère. La malade appréciait elle-même ce phénomène, en disant qu'immédiatement après l'ingestion d'une boisson, l'anus anormal laissait écouler un liquide; et cependant un long intervalle existait encore entre l'estomac et la plaie, comme le prouva l'énorme quantité de matières fécales qui s'écoulèrent et le ballonnement considérable des circonvolutions intestinales. Mais s'il est remarquable que le mouvement péristaltique de l'intestin soit accéléré de l'estomac vers la plaie, il est aussi curieux d'observer combien ce même mouvement est ralenti de la plaie accidentelle à l'anus normal. Ce ralentissement nous est prouvé par l'émission si tardive des morceaux d'éponge placés dans le tube anal, à travers l'anus anormal.

Pénétrés de l'insuffisance ou du danger de presque tous les moyens proposés pour la guérison du genre de maladie qui nous occupe, nous ne fîmes que quelques essais de traitement avant de recourir au moyen par excellence, à la pince entérotome, si ingénieusement inventée par Dupuytren. Nous ne pouvions en retarder l'emploi, car l'affaiblissement de la malade faisait craindre que ce moyen même n'eût pas le succès désirable.

Notre observation contredit quelques assertions publiées. Sauf quelques cas rares, dit Dupuytren, l'application de la pince entérotome ne produit jamais de nausées, de vomissements, de coliques, de frissons, de fièvre et d'insomnie. La chute de l'instrument a toujours lieu du septième au dixième jour.

Nous observâmes chez notre malade, dans la journée de l'application de la pince, des nausées, des coliques, de la fièvre; la nuit qui suivit se passa sans sommeil, et la pince tomba d'elle-même un peu avant la fin du cinquième jour.

J'ajouterai ici que l'instrument qui fut appliqué n'était point celui décrit et gravé dans le mémoire de Dupuytren. Les résultats obtenus avec cette pince sont bien les mêmes, mais l'introduction de cet instrument, qui a dû précéder immédiatement, je pense, celui auquel Dupuytren s'arrêta définitivement, est plus difficile, les deux branches devant être introduites à la fois, et s'écartant sur des vis de rappel, en conservant la même distance dans toute leur étendue. Ce mécanisme a pour résultat inévitable la déchirure de l'entrée de l'anus anormal.

Pour fermer la petite fistule consécutive, deux cautérisations avec le nitrate d'argent furent pratiquées, et la compression au moyen du bandage herniaire fut essayée. Il nous restait encore quelques autres moyens à tenter : l'obturation de la plaie avec de la charpie imprégnée de colophane; les bandelettes de diachylon; l'excision des bords de la peau de la membrane muqueuse, suivie du rapprochement à l'aide de la suture enchevillée; enfin, la pince inventée pour ce cas par Dupuytren. Mais le désir de la malade de sortir de l'hôpital, empêcha l'essai de ces moyens. Ayant encore sous les yeux la malade, si la guérison complète se faisait attendre, j'emploierais de préférence la compression des lèvres de la plaie au moyen d'une pince. L'instrument imaginé par Dupuytren est assez compliqué et incommode à supporter. Je crois pouvoir y substituer avec avantage un simple ressort, dont les extrémités rendues parallèles et légèrement coudées en dedans, pour mieux saisir la peau, sont rapprochées par une vis de rappel qui les traverse de part en part.

FIN.

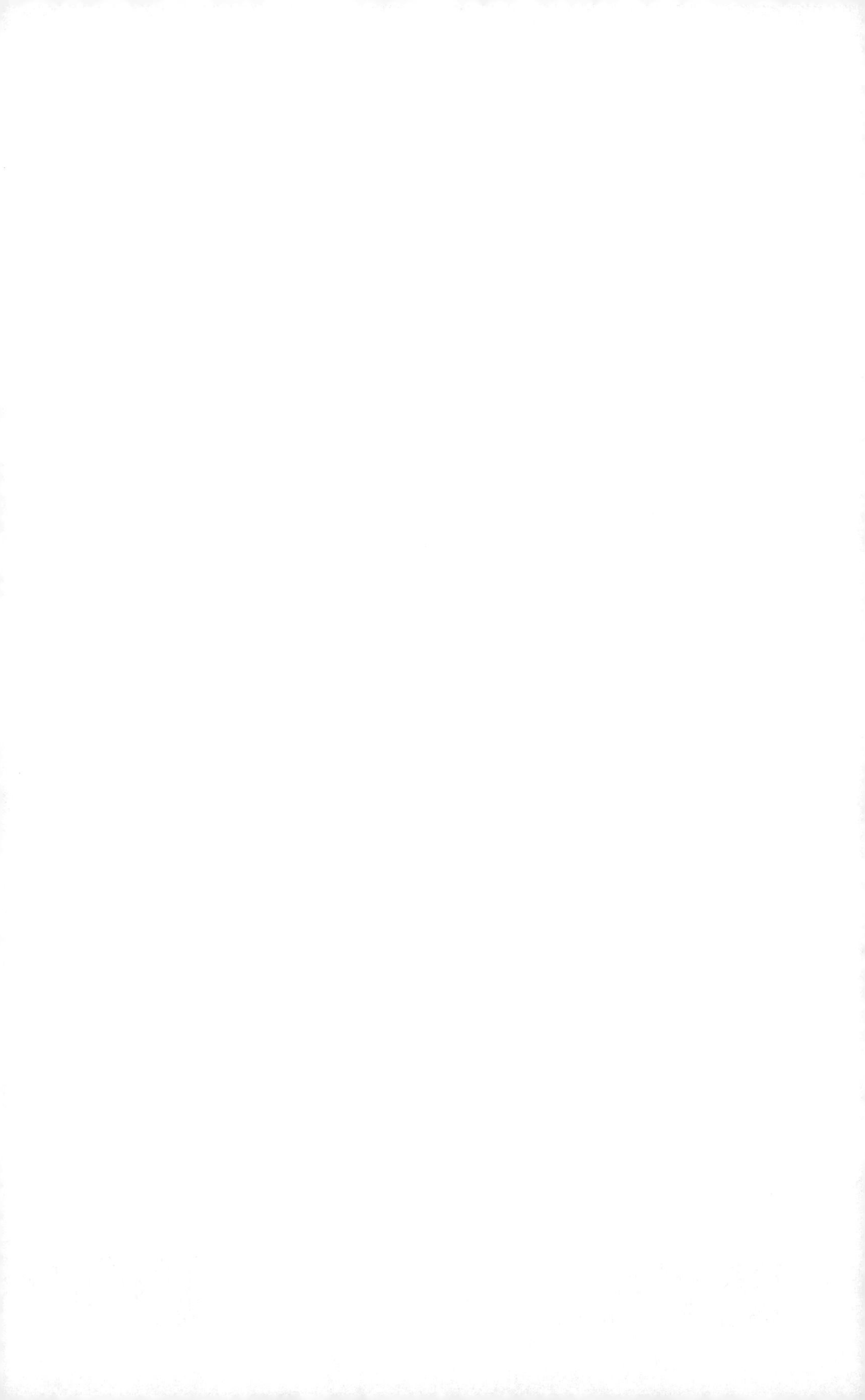

www.ingramcontent.com/pod-product-compliance
Ingram Content Group UK Ltd.
Pitfield, Milton Keynes, MK11 3LW, UK
UKHW021552260726
13993UKWH00002B/783